BIBLIOTHÈQUE DU "FOYER"

COURS DE PANSEMENTS ET SOINS D'URGENCE AUX MALADES

PAR

Le Docteur ABRAND

Avec soixante-seize figures

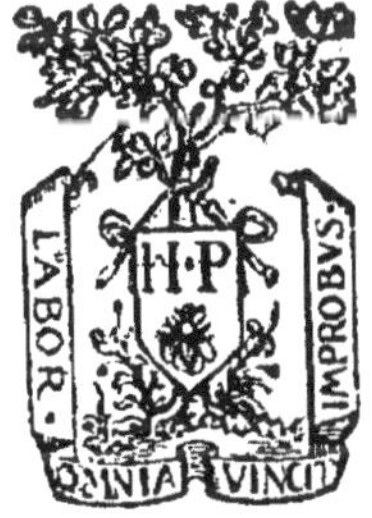

PARIS

LE FOYER | LIBRAIRIE PLON
... RUE VANEAU | 8, RUE GARANCIÈRE

1914

COURS
DE PANSEMENTS
ET SOINS D'URGENCE AUX MALADES

BIBLIOTHÈQUE DU "FOYER"

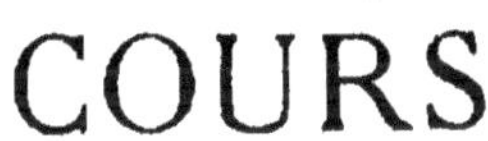

COURS DE PANSEMENTS

ET SOINS D'URGENCE AUX MALADES

PAR

Le Docteur ABRAND

Avec soixante-seize figures

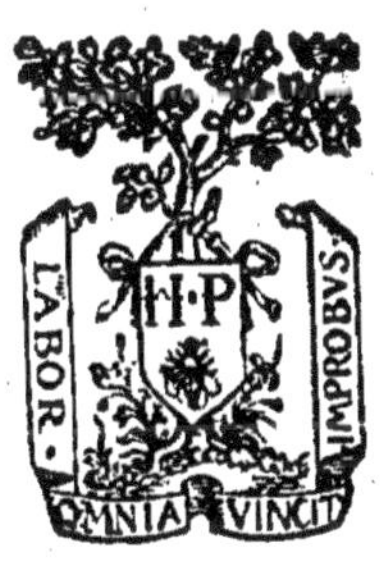

PARIS

LE FOYER
34, RUE VANEAU

LIBRAIRIE PLON
8, RUE GARANCIÈRE

1914

PRÉFACE

A vous, qui depuis dix ans avez été attirées au *Foyer* par le noble désir de remplir plus parfaitement vos devoirs à "la maison" et qui m'avez prêté si fidèlement votre attention, je dédie ce petit livre.

Aussi bien, n'est-il pas un peu votre œuvre ? Dans les yeux qui le suivent, un conférencier ne lit-il pas clairement l'approbation d'un esprit qui comprend ou le muet reproche d'une pensée qu'il embrouille ? Et, si inconsciemment que ce soit, ne modèle-t-il pas son enseignement, ne le conforme-t-il pas au fur et à mesure des besoins qu'il constate ?

Dans son imperfection, dans la forme un peu fruste de causerie qu'à dessein je lui ai conservée, vous reconnaîtrez votre cours tel que vous l'avez entendu, tel que vos notes bien prises vous le rappellent. Mes rapides dessins eux-mêmes y sont avec toute leur simplicité de schémas sans prétention artistique, plus propres à frapper la mémoire qu'une gravure soignée. J'en ai ajouté d'autres représentant les bandages. Quelques photographies fixent des gestes à apprendre ou des manières de faire utiles. Ne cherchez rien d'autre.

L'urgence à prévoir, c'est tout ce que nous voulons. Ce livre n'est donc, ni un traité de médecine, ni un cours d'infirmière; c'est un petit manuel où une femme intelligente pourra, je l'espère, glaner une gerbe de notions, pratiques avant tout, et s'appliquant aux cas les plus ordinaires où un malade réclame une aide immédiate.

A la fin de chaque cours, un programme détaillé de la leçon pratique, à laquelle s'ajoute chaque fois un ou deux bandages, servira d'aide-mémoire aux élèves ou même de guide aux monitrices qui débuteraient dans cet enseignement.

Par surcroît, ces pages contiennent, et au delà, tout le programme du certificat d'auxiliaire de la Société de secours aux blessés militaires, certificat accordé du reste par cette Société aux élèves passant l'examen du *Foyer*. Elles pourront donc utilement se trouver entre les mains des candidates à ce certificat auxquelles je serais heureux de faciliter leur tâche.

H. A.

COURS DE PANSEMENTS

ET SOINS D'URGENCE AUX MALADES

AVANT-PROPOS

Les leçons que vous allez suivre ont une double utilité : d'abord une utilité pratique, directe. Ce cours, qui porte le nom de Cours de pansements et Soins d'urgence aux malades, doit vous rendre capables de sortir d'une difficulté urgente se produisant chez vous, de soigner les vôtres lorsque vous n'avez pas sous la main les soins médicaux nécessaires et seulement en attendant ces soins.

Le second but de ces leçons est de faire agréer vos services de la Société de Secours aux Blessés militaires, et c'est pour cela qu'on vous délivre un certificat d'auxiliaire de la Croix-Rouge.

Il est donc bien entendu qu'en dix ou douze leçons, causeries, exercices pratiques, vous ne pouvez devenir ni des médecins, ni même des infirmières. Vous savez combien est longue cette instruction d'infirmière ! Nous n'avons pas d'autre but que de vous initier à quelques notions indispensables pour pouvoir être utiles à un malade, à un blessé en cas d'urgence. Pourtant il y a, dans ces leçons, des notions qui vous paraîtront seulement théoriques, peut-être même un peu superflues.

Elles le seraient en effet si vous étiez des jeunes filles, des jeunes femmes sans instruction, mais vous avez un niveau intellectuel supérieur à celui de la moyenne de nos auxiliaires. Aussi nous avons pensé qu'il pouvait être bon, qu'il était même nécessaire de vous donner une instruction qui vous permette de n'être jamais, en aucun cas, des automates. Vous devez, au contraire, comprendre dans la mesure possible tout ce que vous faites, ce qui demande quelques notions moins directement pratiques que celles qui font l'objet ordinaire de ces cours. Je vais même plus loin et j'estime qu'on peut, sans perdre son temps, préciser en passant quelque connaissance moins utilitaire seulement pour fixer votre esprit sur ces sujets, dont on parle si souvent, trop souvent dans les conversations courantes.

Interrogez-nous autant que vous le croyez nécessaire pour tout comprendre; autant que possible, je vous prie de le faire lorsque nous sommes tous réunis, de façon à ce que la réponse serve à tout le monde et afin de nous éviter de répéter autant de fois une même chose que vous êtes nombreuses ici; une question en amène une autre, et il se fait ainsi une instruction mutuelle des plus profitables.

J'ai pris, depuis quelques années, une habitude que je compte ne pas abandonner, celle d'interroger. Mes interrogations sont toujours très simples; ordinairement je choisis les choses les plus essentielles, et je m'assure par cela même, d'une part, que j'ai expliqué suffisamment, clairement. Il y a quelque difficulté, vous ne l'ignorez pas, à enseigner les choses les plus simples, à les faire bien comprendre; c'est une sorte d'examen que je me fais subir en vous interrogeant. D'autre part, je recherche les sujets plus arides pour avoir une occasion de les expliquer à nouveau. Si vous ne savez pas expliquer, ne vous en étonnez donc pas, n'y mettez pas d'amour-propre : toutes vous êtes à la même épreuve. Cela vous habituera à exprimer vos idées et à les mettre en forme, car souvent on conçoit passablement ce qu'on doit dire et on le dit mal; l'habitude de parler vous permettra, par conséquent, d'être tout à fait en valeur le jour du petit examen qui termine cette série de leçons.

Je vous recommande, avec la plus grande insistance, les exercices pratiques; il faut que tout le monde fasse tout ce qui vous est enseigné. Vous verrez exécuter, avec une grande aisance par vos monitrices, des pansements, des bandages; vous en conclurez immédiatement que c'est tout ce qu'il y a de plus facile, mais la première fois que vous essaierez de le faire vous-mêmes vous verrez que ce n'est pas aussi simple que vous l'aviez cru, qu'il faut apprendre; vous verrez que votre bandage, par exemple, aura mille et un défauts. Il est indispensable, quels que soient les exercices enseignés, que vous les répétiez tous par vous-même.

Entrons dans notre sujet et, en bonne tactique, apprenons à connaître nos ennemis.

La question qui domine, en somme, toute l'instruction d'une personne non initiée aux soins à donner aux malades, c'est la question de cette propreté spéciale qui porte le nom d'asepsie. Tout est là. Les notions qui ont permis d'arriver à cette conception ont révolutionné absolument la chirurgie, la médecine et l'hygiène. Et, au fond, ce n'est pas pour vous apprendre autre chose que nous sommes réunis ici. Il est donc indispensable que nous envisagions immédiatement les ennemis contre lesquels nous avons à combattre, que nous fassions connaissance avec eux. C'est, du reste, une étude amusante et facile ainsi réduite à sa plus simple expression. Elle est donc bien à sa place ici et me permettra de ne pas vous fatiguer par un début trop aride.

I

MICROBES. — ASEPSIE ANTISEPSIE. — ANTISEPTIQUES.

Qu'est-ce que c'est qu'un microbe? Vous le savez toutes plus ou moins, mais peut-être pas très exactement. Il y a mille définitions à donner d'un microbe. La plus simple, c'est : être vivant infiniment petit, parasite de l'homme et de l'animal.

Le mot « microbe » veut dire « être très petit ». Mais tous les êtres très petits ne sont pas des microbes au sens médical du mot; on réserve le nom de microbes à ceux de ces parasites qui vivent aux dépens de l'homme et des animaux. Comme nous n'avons pas à faire de médecine vétérinaire, nous envisageons seulement ceux qui s'attaquent à l'homme.

Les microbes sont de connaissance relativement récente. Il y a une centaine d'années, quelques observateurs de génie, Leuwenhoeck, Spallanzani, Cagniard Latour, se doutaient qu'il existait des êtres qui étaient la cause de certaines maladies, et, au fond, lorsqu'on parlait de miasmes, c'était des microbes qu'il s'agissait; mais personne ne les avait vus, personne n'avait pu en démontrer l'existence.

Vers le milieu du dix-neuvième siècle, un Français de génie, Villemin, établit d'une façon certaine qu'un certain nombre de maladies en apparence très différentes les unes des autres, telles que la phtisie pulmonaire, les tumeurs blanches, certaines méningites, certaines péritonites, le lupus de la peau, étaient, en réalité, une seule et même maladie inoculable, la tuberculose, et affirmait que cette maladie était due à un microbe, à un être petit, et, pour cette raison, encore invisible, se localisant dans différentes parties de l'organisme.

Villemin devait mourir sans avoir pu démontrer sa théorie en présentant l'être dont il avait parlé, et c'était à l'Allemand Koch que devait revenir cette gloire, en 1877. Toutefois la bactériologie s'était affirmée science française, et de nouveau une confirmation de cette nationalité lui revenait de ce fait qu'un autre Français, Davaine, bien avant Koch, en 1850, fut le premier qui présenta sous le champ d'un microscope un microbe véritablement vu. C'était le microbe du charbon. Davaine affirmait qu'un animal ou un être humain mort du charbon présentait toujours dans son sang des bâtonnets plus ou moins trapus, immobiles et réfringents, qui étaient la cause de la maladie. Un peu plus tard, Pasteur, reprenant l'étude du charbon, abordant l'étude du vibrion septique, l'étude du tétanos, l'étude d'un certain nombre d'autres microbes encore, se faisait le véritable fondateur de la science qui s'appelle la bactériologie, ou la science des microbes ou microbiologie. Il établissait que nombre de maladies sont dues à un germe né hors de l'organisme, qu'aucun être ne naît par génération spontanée et que, en se développant, cet être produisait des accidents mal expliqués jusqu'alors. Il démontrait encore que les plaies guérissaient mal soit à la suite des opérations, soit après les accidents, qu'elles suppuraient seulement parce qu'elles étaient envahies par des germes engendrant des microbes ou par ces microbes eux-mêmes; parce que les pansements employés en contenaient et ne mettaient pas les plaies à l'abri de toutes les souillures, parce que celles-ci avaient été produites par des instruments insuffisamment propres, ou parce qu'elles avaient été produites au milieu de tissus eux-mêmes porteurs de microbes. La méthode qui porte à la fois, et très justement du reste, le nom de méthode de Lister, du nom du grand savant anglais, ou de méthode de Pasteur, n'était que l'application de cette théorie qui consistait à éloigner les microbes lorsqu'il s'agissait de faire une opération, et de les empêcher de venir sur la plaie lorsque l'opération était faite ou lorsqu'un accident était arrivé.

Les microbes se trouvent partout, absolument partout, sauf dans le feu.

Vous savez que les anciens divisaient le globe en quatre éléments : la terre, l'air, l'eau et le feu. Eh bien! le feu est le seul qui soit exempt de microbes.

Les microbes, dans l'air, sont extrêmement nombreux. Du reste, vous savez que l'air, même lorsqu'il nous paraît pur, se montre chargé de poussières quand un rayon de soleil pénètre entre deux rais de persienne par exemple et l'éclaire. Ce que nous voyons très grossièrement à l'œil nu devient encore bien plus évident si, sur une surface parfaitement propre et stérile, on laisse tomber pendant quelques minutes les poussières de l'atmosphère et que, suivant une méthode déterminée dont je vous parlerai tout à l'heure, on regarde ce qui est tombé. On constate alors que des microbes de toutes sortes, qui étaient en suspension dans l'atmosphère, se sont déposés sur cette surface et l'ont souillée.

Il y a donc des microbes dans l'air. Il y en a dans l'eau en quantité. Toutes les eaux, à moins que ce ne soit des eaux stérilisées naturellement, contiennent des microbes nombreux, et l'un d'eux vous est très connu. Vous avez toutes entendu parler des épidémies de fièvre typhoïde communiquées par l'eau. Le microbe de la fièvre typhoïde, en effet, a pour habitat préféré les eaux, tout spécialement les eaux insuffisamment courantes, et parmi celles-ci surtout les eaux insuffisamment éclairées et traversées de lumière.

Mais, indépendamment de ces microbes, il en existe un certain nombre d'autres qui vivent couramment dans les eaux, qui sont beaucoup moins dangereux que celui dont je viens de vous parler et qui n'en ont pas moins une influence sur la valeur de l'eau. Une eau n'est potable que lorsqu'elle ne renferme qu'un petit nombre de microbes et aucun dangereux. Nous parlerons de cela à propos d'une courte étude de l'eau que nous ferons dans le neuvième ou dixième cours, je n'insiste pas pour le moment. Retenez donc bien ce fait que les eaux les moins souillées ne sont pas des eaux pures.

La terre aussi en contient, et un très grand nombre. Elle en contient de très dangereux; elle renferme en particulier le microbe du charbon, surtout abondant au temps de Pasteur et de Davaine, avant les campagnes anticharbonneuses qui ont rendu cette maladie relatiment rare. Il y avait dans la Beauce, dans la Brie, dans les régions agricoles, certains champs qu'on appelait les champs maudits et que ne pouvait pas traverser un troupeau sans que ce troupeau soit contaminé de charbon, d'infection charbonneuse. Le fait était dû à ce que des animaux morts du charbon avaient été enterrés là, que l'herbe qui poussait était souillée par les microbes charbonneux; que cette herbe, plus ou moins coupante, formait des érosions sur la peau de la langue ou des lèvres des animaux qui la mangeaient et les contaminait de charbon. Ces animaux mouraient rapidement dans l'étable, ils étaient enterrés là et provoquaient de nouveaux cas de la terrible infection.

Indépendamment du microbe du charbon, qui tend de plus en plus à disparaître parce qu'on lui fait la chasse par une vaccination spéciale, il y a, dans la terre, des microbes comme le vibrion septique qui provoque des gangrènes extrêmement graves; il y a un autre microbe très dangereux qui s'appelle le microbe du tétanos, et une foule d'autres parmi lesquels le microbe de la fièvre typhoïde se trouve certainement quelquefois.

Cela va sans dire que de nombreux microbes se trouvent à la surface de notre corps, sur la peau, même propre en apparence; que nous en portons dans les cavités naturelles, la bouche en particulier, dans l'intestin où ils ont été introduits avec l'alimentation et où plusieurs espèces peuvent vivre sans grand dommage pour notre santé. Les organismes vivants, tant qu'ils sont sains, peuvent sans danger héberger des microbes qui vivent dans un état qu'on nomme saprophyte.

Reste le quatrième élément, c'est-à-dire le feu, qui ne contient pas de microbes, parce que le feu détruit tout, et c'est précisément ce quatrième élément dont on se sert, nous allons le voir, pour purifier les trois autres.

Maintenant que nous savons ce que sont et où logent les microbes, il est indispensable que nous apprenions un peu quelle est leur forme.

La classification des microbes peut être faite de bien des façons. La classification par la forme est une classification simple qui a comme avantage de permettre aux nouvelles classes de s'y ajouter facilement à mesure que des découvertes se produiront.

En ce moment, nous réduisons à deux groupes principaux les microbes d'après leur forme. Les microbes ont, soit la forme sphérique, la forme de petites boules généralement immobiles et dont un élément peut être représenté par un petit o, soit la forme d'un bâtonnet quelquefois mobile. En groupant soit des bâtonnets, soit des sphères, on obtient les formes que représentent tous les microbes.

Tous les microbes qui sont des unités ou des groupements de petites sphères s'appellent des microcoques et leur nom est composé de ce même suffixe. Au contraire tous les microbes composés de bâtonnets s'appellent, suivant les cas, bacilles, bactéries ou bactéridies. Bacilles est le nom le plus fréquemment employé : cela veut dire baguette.

Voyons donc quelles sont les principales espèces de microbes qui rentrent dans ces classes. Je vais vous en citer un certain nombre, vous retiendrez ceux que vous pourrez, je ne vous demanderai pas de les savoir tous, mais il me paraît indispensable de vous en donner quelques exemples pour vous fixer l'esprit.

Un des plus connus parmi les microbes qui sont des groupements de petites sphères, est le microbe qui se présente au microscope comme une sorte de chapelet, de sphérules : c'est ce qu'on appelle le streptocoque. Il donne lieu à des suppurations variées, infecte fréquemment les plaies; c'est celui de l'érésipèle, c'est probablement celui de la scarlatine et celui de nombreuses infections dont je n'ai pas à vous parler ici (*fig. 1*, E).

Si le groupement des sphères se fait en masses, on arrive à avoir la forme d'une espèce de grappe de raisin; c'est ce que traduit le nom de staphylocoque, qui veut dire : « microbe groupé en grappe ». Ce microbe est, en particulier, celui du furoncle, de l'anthrax, des infections de la peau en général (*fig. 1*, D).

Si le microbe est groupé par deux, enveloppé dans une petite gaine, on l'appelle un diplocoque; tel le pneumocoque, agent de la pneumonie (*fig. 1*, B).

Lorsque ces sphères sont au nombre de quatre réunies, le microbe s'appelle tétracoque ou tétragène (*fig. 1*, C).

Il existe enfin des monocoques, sphérules isolées (*fig. 1*, A). Je puis ajouter encore, si vous le voulez, le méningocoque, c'est-à-dire microbe des méninges, microbe qui est un diplocoque et l'agent de cette maladie relativement nouvelle chez nous, mais connue depuis longtemps, la méningite cérébro-spinale épidémique.

Parmi les microbes qui sont des bâtonnets, il y en a un grand nombre qui sont connus de vous.

Dans le groupe des bacilles, vous avez d'abord un

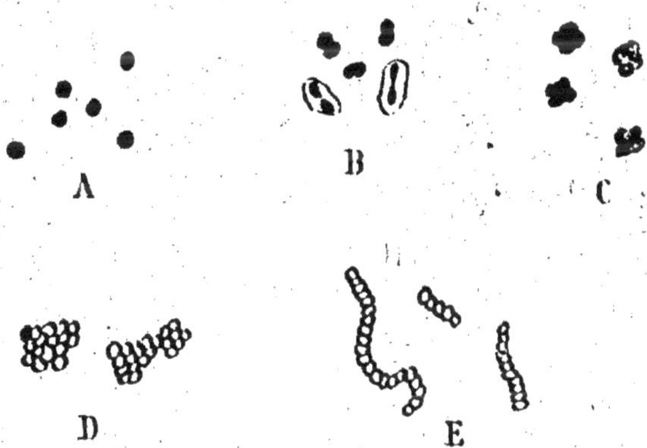

Fig. 1. — DIVERS TYPES DE MICROBES

A B C D E, du type micrococcique.

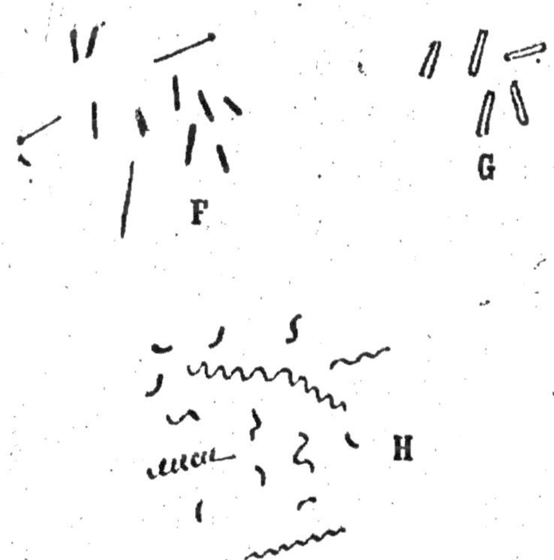

F G H, du type bacille ou spirillaire.

bacille très fin, groupé en petits amas, en espèce de queue de cheval, dit-on, ou bien alors tout à fait isolé : c'est le microbe de la tuberculose, le bacille de Koch.

Si le microbe est plus gros à une de ses extrémités, groupé avec d'autres à des angles variés, de telle sorte qu'il représente des lettres de l'alphabet, un V, un N, un L, c'est le bacille de Lœffler, ou bacille de la diphtérie.

Si ce microbe est gros, trapu, c'est une bactérie; ce groupe est représenté par le microbe de Davaine dont je vous parlais tout à l'heure, ou bactérie du charbon.

Si, au contraire, il est long et fin, si, dans les préparations, se voit de temps en temps à la fin de l'aiguille du bâtonnet une petite sphère, il représente le bacille du tétanos, ou bacille de Nicolaier. La petite sphère est, en réalité, une sorte de spore, de graine de reproduction du microbe (*fig. 1*, F).

Je pourrais vous en citer à l'infini; d'autres rentrent encore dans cette catégorie, ce sont de petits bâtonnets qui s'appellent des « spirilles ». S'ils sont légèrement incurvés, ce sont des vibrions, le vibrion septique, le vibrion du choléra. Plus incurvés en spirales, ils s'appellent spirilles proprement dits ou spirochètes.

Parmi ceux-là retenez le spirille de Vincent, c'est-à-dire le spirille de l'angine ulcéreuse, qui, sous le microscope, se présente comme une bande ondulée.

Pour que vous vous fassiez une idée exacte de ce que sont ces microbes que je viens de vous dessiner énormes sur ce tableau, il faut que je vous dise leur taille. Aucune des unités que vous connaissez ne permet de les mesurer. Le millimètre a dû être divisé en mille parties et on a dû donner un nom spécial à cette mesure, qu'on a appelée le « mu ». Mu est le nom de l'M grec, et l'M est la première lettre de « micron », qui veut dire petit. Le mu est donc un millième de millimètre. Eh bien! les microbes sont dans cet ordre de taille de un à deux, quatre, huit ou dix mus. Vous voyez donc qu'ils sont extrêmement petits puisqu'un microbe de dix mus est un gros microbe et qu'il en faut cent pour arriver à faire un millimètre. La conséquence de cette taille extrêmement ténue, c'est qu'ils ont été très longtemps inconnus et que certainement, même à l'heure actuelle, beaucoup de microbes qui existent nous échappent à cause de leur petite taille, à cause de leur transparence, à cause de la difficulté de les voir.

Il a donc fallu s'ingénier à les rendre visibles et la première chose a été de doubler nos yeux de lunettes, puis de loupes, puis de microscopes comme le microscope relativement grossier qu'avait Davaine et qui lui a pourtant permis de découvrir le microbe du charbon, enfin d'appareils de plus en plus perfectionnés, jusqu'au microscope dont nous disposons maintenant, donnant douze ou quinze cents grossissements, jusqu'enfin à l'ultra-microscope qui permet de voir très nettement des microbes ayant moins d'un mu de longueur.

Néanmoins, l'examen direct du microbe est une chose extrêmement difficile, et si cet examen se fait, pour certaines espèces de microbes qu'on doit examiner vivants, comme celui de la fièvre typhoïde, par exemple, on recourt plus généralement, pour les voir, à toutes sortes d'expédients dont je vais vous dire quelques mots. Ces expédients sont, tout d'abord, la coloration.

Pour colorer un microbe, on fait agir sur lui des substances diverses dont les plus fréquemment employées sont le bleu de méthylène, la fuchsine, le violet de gentiane. Le microbe se charge du colorant, à l'exclusion du reste, ou bien on détruit la couleur par un procédé électif qui laisse le microbe seul coloré ; ou bien enfin tout se colore uniformément. On arrive ainsi à avoir des microbes rouges, violets ou bleus, suivant la teinte employée, qui se détachent sur le fond incolore ou d'une autre couleur.

Il en résulte qu'indépendamment de la forme du microbe qui se dessine beaucoup plus nettement lorsqu'on faisait agir ces colorants, on est arrivé à constater que certains microbes prenaient tel colorant et ne prenaient pas tel autre, que certains microbes restaient colorés lorsqu'on faisait agir certains décolorants sur eux ; et que telle autre espèce, ayant la même forme, étant, en apparence, le même microbe, de la même famille, ne se décolorait pas. Il en est résulté une classification nouvelle par les colorants, par les affinités colorantes de chaque espèce microbienne.

Il est bien certain, en effet, que les formes simplettes, simplistes, si vous voulez, que je vous ai représentées tout à l'heure, sont loin de répondre à la réalité complète. Ces petits organismes, que nous nous représentons comme de simples petites lignes droites, sont, dans leur genre, aussi compliqués que chacun d'entre nous ; seulement il faudrait avoir des yeux plus pénétrants pour les voir, et nous devons attendre que l'industrie, que la physique, que d'autres sciences encore que la médecine et la biologie, nous aient fourni des appareils nous permettant de nous rendre compte de ces détails. En attendant, nous tournons la difficulté en nous renseignant sur les affinités de ces tissus qui sont distribués en si petites parcelles et qui constituent les microbes.

Donc, après avoir vu un microbe, après avoir vu sa forme sans le colorer, on le colore, et de sa coloration on tire tel élément pour une nouvelle classification, pour une nouvelle répartition des familles.

Cela ne suffit pas ; on fait la culture des microbes. Alors, au lieu de colorer le microbe et avant de le tuer, car le colorant le tue, on prépare des sortes de serres chaudes, présentant les qualités voulues pour qu'il se développe, des étuves, et on ensemence l'espèce qu'il s'agit de déterminer. Ces serres chaudes contiennent des milieux de culture qui sont, suivant les cas, solides ou liquides.

Pour faire le milieu liquide ou bouillon de culture, on se sert de décoction de viande qui, primitivement, était du vulgaire bouillon de cuisine, mais qui a bientôt été additionné de toutes sortes de substances chimiques qui l'éloignent de plus en plus du type culinaire pour le rapprocher du type bouillon microbiologique. Quant au milieu solide, on le fait soit en stérilisant, tout simplement, des morceaux de légumes cuits, — des tranches de pommes de terre, des tranches de carottes — soit en ajoutant au milieu liquide, au tube de bouillon, des substances telles que la gélatine, ou telles que la gélose qui est une gélatine extraite de l'algue agar-agar, et qui, par refroidissement, donne une sorte de gelée fixe sur laquelle on ensemence le microbe à étudier.

Ces milieux de culture se présentent

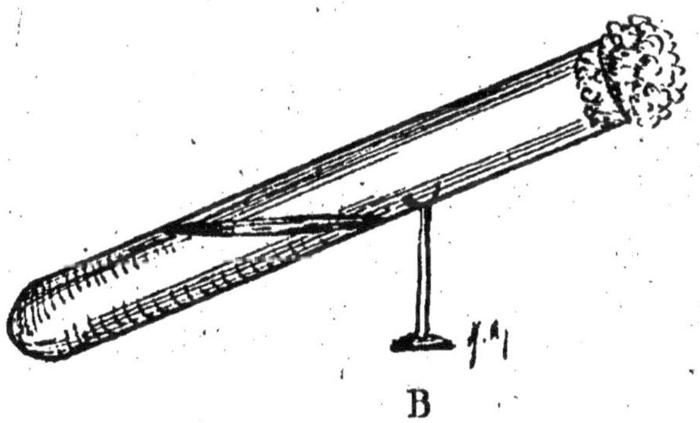

A B

Fig. 2. — TUBES DE CULTURE
A, bouillon ; B, milieu solide.

de la façon suivante : les tubes de culture ont à peu près de douze à quinze centimètres de haut, et ils ont la forme représentée ci-contre. On les remplit de bouillon, on les bouche avec de l'ouate et on les porte dans un autoclave. Pour avoir un milieu solide, au même tube, on ajoute la quantité déterminée d'agar ou de gélatine, et on fait refroidir ce tube dans une position très oblique. Il en résulte que la surface est beaucoup plus grande et que lorsqu'on redressera le tube cette surface restera oblique, comme si elle était dans la position où le tube s'est refroidi puisque le milieu est devenu solide. C'est donc sur cette surface oblique qu'on fera l'ensemencement. Naturellement la stérilisation a été faite avant le refroidissement, comme elle a été faite pour le milieu liquide.

Ces tubes stérilisés se conservent assez longtemps; ils sont protégés contre l'invasion de poussières par des bouchons d'ouate et contre la dessiccation par de petits capuchons en caoutchouc. Les voilà prêts pour la culture.

L'ensemencement se fait en prélevant avec un fil de platine de minuscules quantités du microbe à examiner, qu'il s'agisse d'un exsudat poussé sur l'amygdale, de pus sorti d'une plaie ou de tout autre liquide; on soulève le morceau de coton qui ferme le tube, on agite dans le liquide le petit bâtonnet de platine préalablement rougi pour être sûr qu'il n'est pas chargé d'autres microbes à sa surface, et refroidi, on l'agite dans le bouillon et on ferme. Lorsqu'il s'agit d'un milieu solide, on promène sur la surface solide le même fil chargé de microbes, et on referme comme pour le bouillon. Puis on porte le tout dans une étuve, à une température égale à celle du corps humain, c'est-à-dire aux environs de trente-sept degrés.

On s'est rendu compte, toutefois, que les microbes ne poussaient pas tous de cette même façon; certains sont réfractaires à la culture, et bientôt la raison en est apparue : c'est tout simplement la présence de l'air qui gêne certaines espèces.

Il y a donc des microbes capables de pousser à l'air libre, et d'autres que l'air tue. Il y a des microbes « aérobies », et d'autres « anaérobies », c'est-à-dire incapables de pousser dans l'air.

Dans la seconde catégorie se rangent, par exemple, les microbes les plus redoutables, comme le tétanos et tels que le vibrion septique dont je vous ai parlé tout à l'heure. D'où une nouvelle distinction en deux grandes classes.

Nouvelles distinctions encore par le temps que met la culture à pousser, par la forme qu'affecte cette culture, par la couleur qu'elle prend.

Le lendemain, en effet, lorsqu'on ouvre l'étuve et qu'on regarde le tube, on s'aperçoit, surtout lorsqu'on a fait l'ensemencement sur un milieu solide, que la culture est soit une petite ligne ondulée, jaune, soit une petite ligne ondulée blanche, soit encore une petite ligne ondulée rosâtre; ou bien que cette culture est constituée, au contraire, par des quantités de petits points représentant chacun dix, quinze ou vingt mille microbes, peut-être davantage. Dans certains cas, ce sont de petites taches surélevées, dans d'autres, simplement des espèces de petits plumeaux représentés par des amas de microbes. Voilà encore des éléments de distinction qui, joints à ceux que nous avions déjà, ont permis d'édifier une véritable classification, déjà assez complète, des espèces microbiennes connues, et, en particulier, des espèces microbiennes qui provoquent les maladies les plus courantes que nous connaissons.

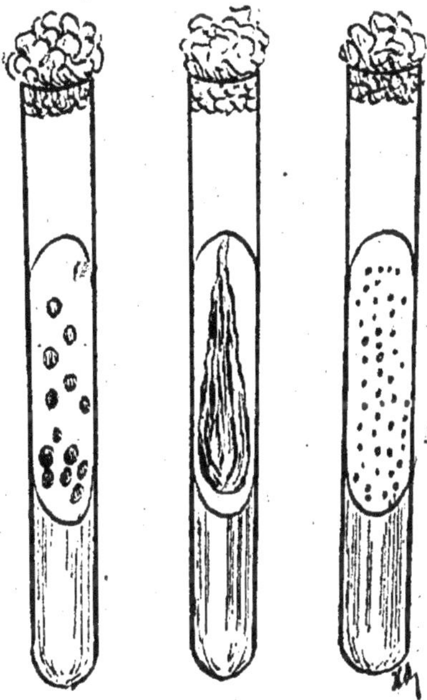

FIG. 3. — TYPES DE CULTURES

Enfin on a recours, lorsqu'on étudie un microbe, à une quatrième opération qu'on fait plus rarement, qui est un peu plus difficile, un peu plus compliquée, surtout beaucoup plus coûteuse, qui s'appelle l'inoculation. Certains animaux sont, en effet, dits des animaux réactifs; ils ont une sensibilité toute particulière vis-à-vis de certaines espèces de microbes. C'est ainsi, par exemple, que le lapin pour la diphtérie, que le cobaye ou le cochon d'Inde pour la tuberculose, que la souris, et en particulier la souris blanche, pour la pneumonie, sont très sensibles, et présentent une réaction avec une quantité infinitésimale de microbes. Lorsqu'il y a lieu et lorsque cela présente un intérêt capital, on est donc autorisé à inoculer un de ces animaux pour se rendre compte des effets produits, afin de pouvoir agir utilement sur l'homme atteint de la même maladie et le sauver de son atteinte.

Je vous ai dit tout à l'heure que les microbes étaient partout. S'ils sont partout, ils sont, à plus forte raison, sur nous. En effet, à la surface de la peau humaine, il y a des quantités de microbes. Lorsqu'on mouille la surface de la peau, et que, avec une lame peu tranchante on procède à un raclage, qu'on ensemence le produit de ce raclage il pousse des quantités incroyables de microbes de toutes sortes, mais en particulier de deux de nos ennemis les plus fréquents, du streptocoque et du staphylocoque.

La conclusion logique, c'est que la peau est infectée, constamment infectée, et que lorsqu'on veut faire une opération, il faut que la peau soit parfaitement nettoyée sous peine de voir les microbes qui sont à la surface pénétrer dans la profondeur. Mais surtout — et c'est la conclusion la plus pratique à tirer pour vous — lorsqu'on veut toucher une plaie, faire un pansement, il faut avoir les mains parfaitement bien lavées. Bien se laver les mains, c'est une chose excessivement difficile quand on n'en a pas l'habitude et qui vous sera enseignée tout à l'heure.

Nous avons des microbes à la surface de la peau,

nous en avons dans l'intestin, nous en avons dans la bouche; le microbe de la pneumonie en particulier existe à l'état constant dans l'arrière-gorge de tout être humain, à tel point que quelques gouttes de salive inoculées à une souris la tuent dans les heures qui suivent l'inoculation ou presque.

Nous en avons dans l'intestin, vous ai-je dit, nous en avons dans le nez. Mais le nez a une propriété bactéricide énorme, de telle sorte que les microbes que nous avons dans le nez, organe qui devrait être le plus infecté, puisque c'est par lui que passe l'air mais aussi où l'air se purifie, les microbes que nous avons dans le nez sont des microbes peu vivants et difficiles à cultiver. Nous reviendrons du reste sur cette question un autre jour.

Les microbes qui se trouvent ainsi à la surface du corps humain et qui ne lui font pas du mal, en particulier ceux qui se trouvent sur la muqueuse de la bouche, des intestins, s'appellent des microbes saprophytes. Mais que des dépressions organiques viennent à se produire, qu'un refroidissement intervienne, que, en un mot, notre organisme soit insuffisamment armé, et ces microbes se développent. C'est ce qui fait qu'un refroidissement peut produire une fluxion de poitrine ou une pneumonie. En résumé, nous sommes, vis-à-vis des microbes, un peu dans les mêmes relations qu'avec certain peuple voisin; la bonne harmonie n'existe vraiment qu'avec des gueules de canons braquées de part et d'autre.

Il importe donc de connaître les règles d'hygiène qui font que cette paix armée se maintient, et c'est ce que nous apprendrons dans le cours de ces petites leçons.

Je n'ai plus qu'à tirer la conclusion de ce que je viens de dire et à définir les deux mots qui sont inscrits à la suite du mot « microbe » sur le programme : le mot d'asepsie et le mot d'antisepsie, et puis je passerai la parole à vos monitrices.

L'asepsie, dont je vous ai parlé tout à l'heure, au début, est donc cette méthode qui aboutit à la suppression du microbe.

L'asepsie demande des pratiques spéciales. Cela résulte de ce que je vous disais tout à l'heure, puisqu'il y a des microbes partout.

Nous pouvons dire que l'asepsie est une *qualité passagère des objets qui ont été soumis à la stérilisation*. Si vous réalisez l'asepsie de vos mains par un nettoyage fait suivant les règles et que vous laissiez vos mains exposées à l'air, au bout d'un instant vos mains ne seront plus aseptiques. Si vous avez stérilisé du coton, de l'ouate, une cuvette, des instruments et que vous les laissiez exposés à l'air, ils cesseront rapidement d'être stériles, d'être aseptiques, et cela prouve, une fois de plus, que notre définition est juste, que l'asepsie est une qualité passagère des objets stérilisés.

Au contraire, l'antisepsie est une *méthode qui a pour but de détruire les microbes existants, ou tout au moins de s'opposer à leur développement*.

Dans l'une, on détruit donc les microbes, on les supprime d'avance; dans l'autre, se connaissant incapable de les supprimer complètement là où ils ne doivent pas être, on lutte contre eux.

Vous n'ignorez pas que la méthode de Lister, que la méthode de Pasteur primitive, était avant tout une méthode d'antisepsie, de lutte contre les microbes, et que les antiseptiques occupaient une place primordiale. Nous devons donc savoir ce que sont les antiseptiques. Ce sont des corps qui jouissent, de par leur composition même, de par leur nature même, de la propriété de détruire les microbes, ou de les empêcher de se développer, ou de les rendre moins dangereux. Un antiseptique l'est donc toujours. Un antiseptique pourra rester exposé à l'air, par exemple, et il restera un antiseptique.

L'antisepsie est donc la qualité permanente d'un corps possédant la propriété de nuire au développement des microbes et de les détruire.

Vous voyez la différence qu'il y a entre l'asepsie, qualité passagère des corps stérilisés, et l'antisepsie, méthode ayant pour but la lutte contre le microbe déjà installé.

Mais si les antiseptiques ont cette propriété de tuer les microbes, ou de s'opposer à leur développement, ils ont la propriété également de tuer les cellules de l'organisme ou de s'opposer à leur développement normal qui est la cicatrisation des plaies. De plus, ce sont des toxiques. Aussi vous dira-t-on qu'on doit se servir le moins possible d'antiseptiques, et user le plus possible de la première méthode qui est l'asepsie.

Cela vous paraît peut-être un peu compliqué, ces distinctions vous paraissent peut-être un peu subtiles! Vous aurez bien des fois l'occasion d'y revenir. Déjà dans un instant, ces notions vont être appliquées dans la leçon pratique. Je vous avoue franchement que si nous arrivions à la fin de ces cours seulement à comprendre ces deux types de lutte contre les microbes, l'asepsie et l'antisepsie, nous aurions fait beaucoup. C'est en somme tout l'art des pansements et une partie de l'hygiène que nous saurions.

I

I. *Propreté chirurgicale ou asepsie :*

1° Stérilisation des objets de pansements, instruments, cuvettes, etc.

Stérilisation des matériaux de pansements, coton, gaze, etc.

2° Stérilisation des mains de celui ou celle qui panse.

3° Stérilisation de la région à panser du malade.

II. *Lavage des mains :*

Eau bouillie.
Récipient stérile.
Savon et brosse stériles.
Laver les mains et l'avant-bras.
Brossage de dix minutes.

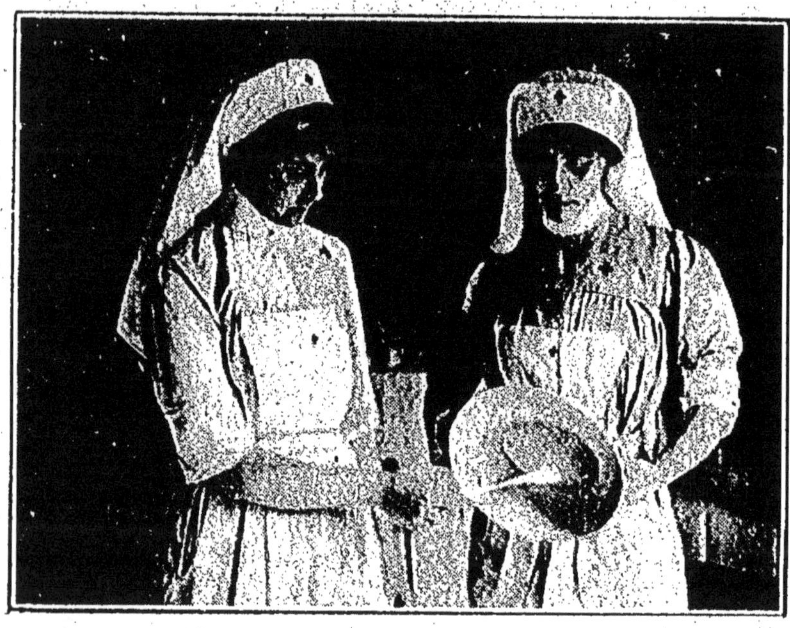

FIG. 4. — FLAMBAGE D'UNE CUVETTE AU TAMPON

Soigner le contour des ongles.
Soigner les intervalles des doigts.
Solutions à employer ensuite.
Ne pas s'essuyer ou avec linge stérile.

On appelle *propreté continue* non seulement l'asepsie indispensable pendant un pansement, mais l'habitude de la propreté, de ne pas se souiller les mains sans nécessité, de ne pas employer indifféremment les mêmes récipients pour des usages septiques et aseptiques. On doit tendre le plus possible à la propreté continue. Elle n'est pas une chose aussi absolue que l'asepsie.

III. *Stérilisation :*

Définition : consiste à faire subir aux objets à stériliser un traitement capable de détruire les microbes.

Procédés courants :

Flambage et ébullition.

1° Flambage :

a) Procédé par combustion d'alcool dans le récipient;

b) Procédé du tampon *(fig. 4)*.

2° Ébullition dans l'eau pure ou additionnée de sel ou de carbonate de soude : dix minutes à un quart d'heure.

Si on fait bouillir des objets en verre ou cristal, les mettre dans l'eau froide.

II

ANATOMIE DES MEMBRES

LES PLAIES

Manière de se comporter en présence des plaies.

Vous avez dû remarquer que nous avions joint l'étude des plaies à l'anatomie des membres. C'est que, en effet, les membres qui constituent ce que l'on appelle l'appareil locomoteur, sont les régions les plus exposées du corps humain; ce sont eux qui vont de l'avant, toujours; dans la marche, ce sont les jambes, et dans tous les autres mouvements qui nous mettent en relations avec l'extérieur ce sont les bras qui s'avancent, soit pour protéger comme lorsqu'on fait une chute, — les bras alors sont toujours en avant, — soit pour saisir les objets, soit pour agir dans toutes les circonstances de la vie. Il n'est donc pas étonnant que ce soient les membres qui soient le plus souvent blessés et que ce soient des plaies des membres que vous ayez le plus souvent à soigner.

D'autre part, les membres, bien que composés d'organes très complexes, très compliqués, très parfaits en leur structure, ne renferment pas d'organes vitaux, d'organes dont la suppression entraîne la mort. L'action qu'on peut avoir sur eux est donc moins dangereuse; c'est là que vous pourrez, avec un peu plus de sécurité qu'ailleurs, mettre en pratique les conseils qui vous sont donnés ici.

Il est donc tout naturel que nous nous étendions un peu sur l'atanomie des membres et qu'à propos de chaque partie, de chaque région anatomique que nous étudierons, nous envisagions quels sont les troubles qui peuvent être apportés par des accidents, des chocs brusques, chutes avec ou sans plaie nécessitant un traitement d'urgence, et que nous parlions du pansement des plaies.

L'anatomie des membres comportera donc trois parties : d'une part, l'anatomie de la carcasse du membre, du squelette. En second lieu, l'anatomie de cet ensemble d'organes qui réunissent un os avec un autre et qui s'appelle une articulation. Et enfin, en troisième lieu, l'anatomie de tout le revêtement du squelette du membre ainsi composé, c'est-à-dire de toutes les parties molles.

Mais comme il est important que vous preniez intérêt au sujet et que vous ne le trouviez pas trop difficile, j'ai renversé l'ordre des facteurs, et comme vous connaissez mieux l'extérieur du membre que l'intérieur, nous commencerons par parler de l'anatomie des parties molles et des plaies qui sont les accidents qui surviennent à ces portions de membres. Puis, dans les autres leçons, nous parlerons de l'anatomie des articulations et de celle des os.

Lorsqu'on regarde un membre nu, dévêtu, on le voit recouvert par la peau.

La peau a l'air d'un organe extrêmement simple, d'un revêtement uni, et pourtant elle est extrêmement compliquée et sa fonction est une des plus importantes de l'être humain.

La peau est intéressante à regarder, d'abord extérieurement parce que sa forme n'est que la traduction de celle des organes qu'elle recouvre, et, à cause de cela, il faut, avant de toucher à un membre qu'on suppose malade, regarder la forme qu'il affecte, regarder quelles sont ses saillies, ses dépressions, si ces saillies et ces dépressions représentent les formes ordinaires du membre ou si, au contraire, il y a des bosselures, des anomalies que seul peut expliquer un malmenage interne. Sa couleur, son épaisseur, sa température parfois plus élevée sont autant d'éléments importants dont il faut aussi tenir compte.

L'extérieur du membre, du reste, n'a pas la même forme chez tout le monde; la forme du bras, par exemple, n'est pas la même chez l'homme et chez la femme. Le bras est beaucoup plus uni de forme, beaucoup plus souple et mou de ligne chez la femme, beaucoup plus bossué, au contraire, chez l'homme qui, moins gras, en général, et plus musclé, présente des saillies de tout le corps traduisant la forme des muscles qui sont au-dessous. Il ne faut donc pas prendre pour une malformation, pour une fracture, par exemple, ou pour une luxation, la saillie énorme que peuvent faire un biceps ou un deltoïde chez un terrassier musclé; il ne faut pas prendre non plus pour une luxation du coude la saillie externe des muscles de cette région qui peut, chez un homme se servant avec violence de son avant-bras toute la journée, devenir considérable.

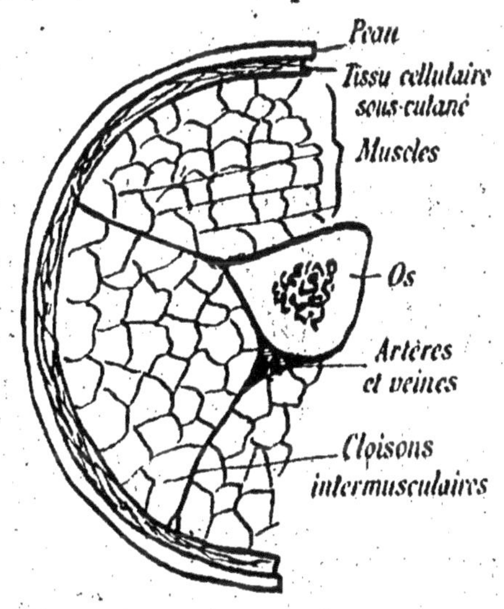

Fig. 5. — COUPE D'UN MEMBRE

La peau, dont nous venons de parler, est donc la première couche des tissus mous d'un membre et de l'organisme humain en général tout entier.

La peau est composée de deux parties bien distinctes :

d'une part, une couche superficielle qui s'appelle « l'épiderme », et, d'autre part, une couche plus profonde qui s'appelle le « derme ».

L'épiderme est un mot qui signifie « au-dessus du derme ».

Le derme est donc la peau proprement dite, et l'épiderme est une couche de recouvrement.

L'épiderme, par lequel nous devons commencer, qui est la partie la plus superficielle de la peau, est une couche composée d'éléments moins vivants que ceux qui constituent le derme lui-même, d'éléments qui, après avoir rempli leurs fonctions protectrices, s'éliminent, s'écaillent insensiblement, sans que nous nous en doutions, et qui sont remplacés par des éléments semblables venant de la profondeur. C'est donc, en somme, une couche de tissu qui subit une transformation spéciale, qui se durcit, qui devient impénétrable et qui se renouvelle constamment.

Ce durcissement, cette transformation spéciale est en rapports avec la fonction la plus importante de l'épiderme qui est d'isoler la peau du milieu extérieur. Cet isolement se produit vis-à-vis des liquides, d'abord, et en particulier des liquides toxiques. Un poison déposé à la surface de la peau saine ne produit aucune action toxique sur l'organisme, à moins qu'on n'use de manœuvres spéciales destinées à faire pénétrer ce poison, qui aura été auparavant dissous dans des corps adaptés à cet usage. C'est ce qui arrive pour certains médicaments qu'on fait pénétrer par cette voie un peu anormale.

D'une façon générale, en trempant la main, et même une grande partie du corps dans un poison, si la peau est saine, on n'est pas empoisonné : le poison ne traverse pas l'épiderme. Il en serait tout autrement si l'épiderme était, même légèrement, écorché, car alors il se produit une absorption du poison en question et des troubles peuvent survenir.

Cette protection qui s'exerce par l'épiderme vis-à-vis des liquides s'exerce également vis-à-vis des corps animés, et en particulier de ceux dont nous avons parlé la dernière fois, c'est-à-dire des microbes. Les microbes ne peuvent pas passer à travers la peau saine. Mais, par contre, s'y butant, ils sont en très grand nombre sur et dans cet épiderme, d'autant plus que l'épiderme, étant un tissu mortifié, ne réagit pas à leur présence. A la surface, nous en avons comme une espèce de carapace, fixés, en même temps que des poussières, par les sécrétions de la peau.

L'épiderme est donc, avant tout, une couche en partie mortifiée, car elle n'est pas sensible, une couche de protection contre les poisons et contre les êtres animés, contre les microbes.

Cet épiderme est intimement lié à la couche suivante qui est le derme. On ne peut pas les séparer l'un de l'autre, sauf par des manipulations spéciales, et quand on pince la peau, par exemple, à la surface de la main, quelle que soit la finesse de la peau et quelle que soit la sécheresse du tissu qui est au-dessus, on pince à la fois le derme et l'épiderme. On ne peut pas les séparer.

Le derme est la peau proprement dite. C'est une couche beaucoup plus épaisse que l'épiderme et qui est le siège du plus important, peut-être, des organes des sens, le toucher.

Dans le derme viennent aboutir des terminaisons nerveuses par lesquelles nous percevons les qualités de contact simple, de froid, de chaleur, de poids. La peau est le siège de la sensibilité générale et certains contacts produisent la douleur, qui est notre avertisseur contre les atteintes des corps qui nous entourent.

Toutes les fois qu'un conflit se produit entre un corps extérieur et le corps humain, qu'il s'agisse d'une piqûre, d'une brûlure, la peau nous en avertit en nous donnant une douleur, et nous réagissons de façon à nous en protéger.

Dans la peau sont également contenus : d'une part, des glandes qu'on appelle des glandes sudoripares ou productrices de sueur, et, d'autre part, des glandes qui s'appellent des glandes sébacées, ou glandes produisant un corps gras, le sébum. Les premières, comme le nom l'indique, sont celles qui produisent la transpiration qui est un moyen d'épuration de l'organisme, et, d'autre part, un moyen de refroidissement sur lequel nous reviendrons à propos de la fièvre.

Quant aux glandes sébacées, ce sont des glandes qui produisent une sorte d'enduit légèrement gras qui entretient la souplesse de la peau ou qui entretient la souplesse des productions pileuses.

Vous savez que les cheveux, même si on ne les graisse pas, sont gras; or cette graisse, qui est indispensable à leur vitalité et qui est indispensable aussi pour conserver la souplesse du cuir chevelu, est produite par les glandes sébacées.

Mais en produisant cette accumulation de graisse à la surface de la peau, elles favorisent grandement, vous le comprenez, l'arrêt de toutes les poussières, leur fixation et celle des microbes; c'est une des raisons pour lesquelles nous en avons tant. Nous verrons que cette notion a beaucoup d'importance au point de vue du lavage des mains.

Dans la peau se trouvent aussi les terminaisons des artères et des veines, des vaisseaux lymphatiques, des nerfs que nous trouvons dans tous les organes.

Telles sont la constitution et les importantes fonctions de la peau.

La troisième couche qu'on trouve en pénétrant dans les parties molles, ou, si vous voulez, la seconde, en mettant comme première couche la peau (derme et épiderme), la seconde couche sera le tissu cellulaire situé sous la peau. On traduit cela d'un mot : on dit sous-cutané. (*Cutis* veut dire peau.) Donc, tissu cellulaire sous-cutané.

Ce tissu cellulaire est un tissu jaune qui doit sa coloration à une accumulation de graisse plus ou moins considérable, suivant les individus, et qui est composé de grandes mailles lâches, d'où son nom de tissu cellulaire. Ce tissu graisseux est celui qui donne l'aspect gras ou maigre; c'est dans ce tissu que s'accumulent les réserves qui font toute la différence entre une personne étoffée et, au contraire, une personne très sèche, très maigre. C'est un tissu essentiellement extensible, et qui, tout en unissant les parties profondes à la peau, laisse à la peau sa mobilité, d'où deux avantages considérables : d'une part, atténuation des chocs dont la force, s'exerçant sur la peau, s'épuise en partie par le mouvement que fait celle-ci sur la profondeur; d'autre part, ce tissu cellulaire peut contenir dans ses mailles des vaisseaux importants, c'est-à-dire les terminaisons du système circulatoire, des artères, des veines, vaisseaux qui se distribuent d'un côté aux muscles, de l'autre côté à la peau, qui se distribuent à tous les organes environnants, et ces vaisseaux contenus dans le tissu cellulaire ne sont pas tiraillés, ne sont pas allongés péniblement comme ils le seraient s'ils étaient dans un tissu moins souple.

Cette couche est donc un tissu d'union qui, tout en étant un tissu d'union, laisse l'indépendance, non seulement aux parties qu'il unit, mais aux organes qu'il contient.

Au-dessous du tissu cellulaire se trouvent des organes plus importants qui sont, au tronc, les organes vitaux, et aux membres, les organes essentiels de l'appareil locomoteur, c'est-à-dire les muscles.

Troisièmement donc, les muscles.

Qu'est-ce que c'est qu'un muscle?

La définition qu'on peut donner d'un muscle c'est : masse charnue douée de deux propriétés essentielles, la contractilité et l'élasticité.

Vous ne vous doutez probablement guère de ce que c'est qu'un muscle. Les muscles constituent l'énorme masse des tissus rouges de l'organisme. Ainsi cet écorché qui représente un homme auquel on aurait enlevé la peau et le tissu cellulaire, cet écorché vous présente presque partout ses muscles. En anatomie vétérinaire, ce qu'on consomme, ce qui est la viande de boucherie, ce sont des muscles. Toutes ces grosses masses du bras, de la jambe, de la paroi abdominale, ces masses qui sont situées entre les côtes, qui partent du bras, qui s'insèrent à la poitrine, qui tapissent le tour du cou, de la bouche, qui sont même étendues sur la tête, toutes ces masses ce sont des muscles.

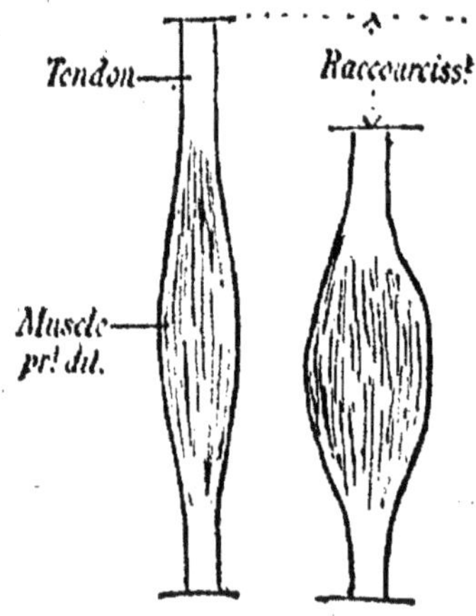

FIG. 6. — CONTRACTION D'UN MUSCLE

Ces muscles, vous ai-je dit, ont deux qualités : la première est la contractilité, c'est-à-dire la faculté de se raccourcir en augmentant d'épaisseur.

Voilà, par exemple, un muscle qui a une longueur déterminée quelconque ; voilà le même muscle lorsqu'il s'est contracté *(fig. 6)*. Vous voyez qu'il est, d'une part, plus court, et, d'autre part, plus épais.

Qu'est-ce qui va se produire si les deux extrémités de ce muscle sont attachées, par exemple, d'une part au coude, et, d'autre part, à l'extrémité du doigt ? Si la longueur diminue, cela ne peut être qu'à condition que les deux points extrêmes d'attache se rapprochent, et si, par exemple, le muscle que je vous montre se contracte, il en résultera une attraction et la flexion de mon doigt.

Au contraire, si c'est ce grand muscle, qui est situé à l'arrière du bras, le triceps, qui se contracte, — il est inséré d'une part au coude et, d'autre part, à l'épaule, — s'il se raccourcit, il faudra que la pointe du coude se rapproche de l'omoplate, et le mouvement qui va se produire est l'allongement du bras, l'extension de l'avant-bras.

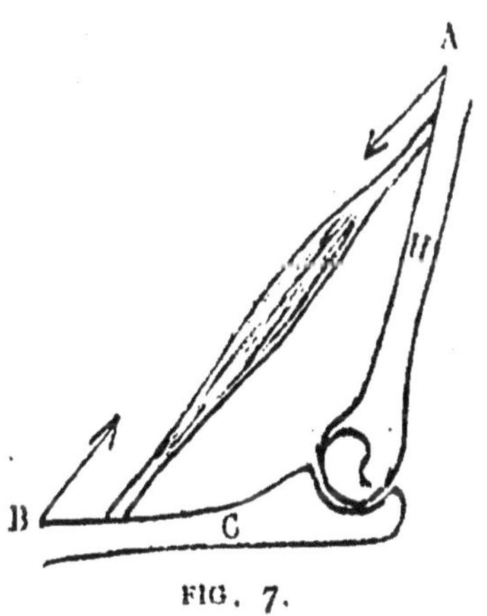

FIG. 7.

Si, au contraire, c'est un muscle situé en avant qui se raccourcit, si le point d'attache se trouve au devant du bras comme dans le biceps, et l'autre point d'attache au bras ou à l'épaule, la contraction va rapprocher l'avant-bras de mon épaule et faire plier l'avant-bras sur le bras (*fig. 7*).

Vous concevez donc que, suivant la place qu'occupe le muscle, le même phénomène de contraction, c'est-à-dire de raccourcissement et d'augmentation d'épaisseur, produit le rapprochement des deux points sur lesquels les muscles sont insérés, c'est-à-dire le mouvement.

Les muscles sont donc des organes essentiels du mouvement.

La seconde qualité des muscles, c'est l'élasticité. C'est une qualité moins fondamentale, mais pourtant indispensable. Si vous imaginiez des organes inextensibles, en produisant des mouvements un peu disproportionnés avec l'effort que nous voulons produire, il en résulterait constamment des ruptures. Si, par exemple, je veux soulever cette table dont je ne sais pas exactement le poids, si elle est légère je la soulève facilement; si elle est trop lourde, je produirai un effort qui, avec un organe inextensible, produirait une rupture. Cet accident est très rare, grâce à l'élasticité qui permet de céder un peu, et qui, pendant le peu de temps que le muscle cède, nous permet de réaliser le danger par un mécanisme heureusement inconscient, c'est-à-dire très rapide, automatique, nous permettant de nous rendre compte de l'effort disproportionné et de l'arrêter.

Les muscles ne sont pas tout entiers constitués par les masses rouges dont je vous ai parlé tout à l'heure; vous voyez qu'il y a des parties blanches. Précisément, l'exemple dont je vous parlais tout à l'heure, l'extenseur des doigts, est saisissant à ce point de vue.

Vous voyez que le muscle se termine par une longue partie blanche; à partir d'ici, le rouge diminue de plus en plus et le blanc augmente. Cette partie terminale du muscle s'appelle son tendon.

En terme de boucherie, on appelle une viande nerveuse celle qui contient des tendons. C'est un mot qui peut induire en erreur au point de vue anatomique. Il n'y a aucun rapport entre ces parties blanches et des nerfs. Je vous signale la chose parce que je ne voudrais pas que sortant d'ici, vous parliez encore de nerfs à l'extrémité des muscles en voulant parler de tendons.

Cette partie blanche est donc le tendon du muscle et non pas son nerf.

Les muscles sont mus, sont commandés par des nerfs, mais vous ne les voyez pas ici et ils n'ont rien de commun avec ces parties blanches, terminales du muscle qui, je le répète, sont les tendons. Les muscles n'ont pas tous deux tendons. Vous voyez, par exemple, que les muscles des côtes sont insérés directement en haut et en bas sans tendons.

Je n'ai pas à m'étendre sur le pourquoi de ces différences, il suffit que vous constatiez le fait.

De même vous voyez, par exemple, que les tendons sont répartis de façon bizarre quelquefois, en apparence seulement, car tout a une raison, mais que je ne peux vous expliquer. Voilà un muscle, par exemple, interrompu par trois tendons, qui s'insère directement sur les côtes. Il a des relais tendineux lui permettant de se contracter en partie. De même voilà un grand muscle qui n'a pas de tendon du tout, de ce côté-ci : c'est le grand pectoral qui n'a qu'un tendon du côté où il s'insère sur le bras.

D'autres muscles n'ont pas de tendons du tout, et s'insèrent sur eux-mêmes, tel que ce muscle qui entoure la bouche, qui s'appelle le muscle orbiculaire des lèvres, celui qui produit le mouvement de préhension et de pression normale de la bouche pour la parole. De même, celui des paupières n'a pas de tendon.

En général, le muscle a au moins un tendon, mais pas toujours, et quelquefois il en a deux.

Les points où les muscles s'attachent s'appellent les points d'insertion des muscles, et la contraction du muscle a pour but de rapprocher l'un de l'autre ces deux points d'insertion.

Vous vous êtes déjà rendu compte, par les exemples que je vous ai donnés, que les membres étaient composés de masses musculaires parfaitement indépendantes les unes des autres. C'est ainsi que, dans un membre supérieur, dans un bras, par exemple, il y a des muscles en avant, en arrière, sur les côtés même. Chacune de ces masses peut être composée d'un grand nombre de muscles, mais chacun de ces muscles a une indépendance complète, ou du moins, avec un peu d'habitude, on leur donne de l'indépendance. Et c'est nécessaire pour que, dans une même masse musculaire, on puisse trouver des muscles produisant la flexion, produisant l'extension, produisant la rotation, ce mouvement, par exemple, qui consiste à faire tourner son bras. Et si je dis que, dans certains muscles, on obtient par l'habitude ou par l'exercice l'indépendance, je veux parler, par exemple, des fléchisseurs des doigts dont on peut arriver à obtenir l'indépendance en jouant du piano, au prix d'efforts quelquefois même assez prolongés; le mouvement le plus simple, en effet, le mouvement un peu fruste et naturel, c'est la flexion des quatre doigts à la fois. Chez les individus adroits de naissance, dès l'âge le plus tendre, chez les petits enfants, on s'aperçoit qu'ils peuvent contracter un doigt sans contracter l'autre, et à mesure que l'éducation se complète, à mesure que la finesse d'adaptation se développe, à mesure que le sens du toucher, à mesure que l'adresse de la main se perfectionnent, l'indépendance des muscles devient de plus en plus considérable. Il en résulte que ces masses musculaires, tout en étant juxtaposées, ne sont pas unies, ne forment pas un tout concret, et qu'entre elles il y a du tissu d'union, tissu rappelant le tissu cellulaire sous-cutané dont je vous parlais tout à l'heure, et qui permet à ces muscles de jouer l'un à côté de l'autre, mais l'un sans l'autre.

En regardant un membre, en regardant cet écorché, par exemple, on se rend compte qu'il est parcouru par de grands lacets bleus et rouges. Les lacets bleus représentent assez bien, et presque avec leur couleur naturelle, les veines; et les lacets rouges représentent conventionnellement les artères.

Les artères, en effet, ne se présentent pas avec cet aspect absolument rouge que vous voyez là, mais on est obligé de les distinguer des veines par la couleur pour en faire l'étude, et il a été convenu, à raison de la couleur plus claire du sang qu'elles contiennent, de colorer les artères en rouge et les veines en bleu.

Ces vaisseaux sont très différents de taille. Les uns sont énormes et constituent des vaisseaux nourriciers des membres; les autres constituent les divisions des vaisseaux nourriciers.

Ces gros vaisseaux cheminent presque toujours profondément, abrités entre les masses musculaires de façon à ce que les chocs extérieurs, les violences qui pourraient les atteindre s'ils étaient superficiels, soient le moins nombreux possible.

Ceci est surtout vrai des artères, comme vous le voyez. Par exemple, cette grosse artère de la cuisse est logée profondément dans la masse musculaire qui, pour la montrer, a été détachée sur cet écorché.

Les veines, au contraire, sont, les unes profondes, les autres superficielles, le plus grand nombre superficielles. C'est que les veines ont beaucoup moins d'importance parce qu'elles sont en plus grand nombre. Ce sont, en somme, des vaisseaux à qui la nature demande de ramener le sang au cœur, quel que soit le temps qu'elles y mettent.

Nous aurons l'occasion de revenir sur cette question des veines à propos de la circulation, je n'y insiste pas pour le moment.

Dans les parties molles se trouvent les nerfs (les vrais nerfs, pas les faux nerfs que sont les tendons des muscles).

Les nerfs sont de petits filets blancs qui sont les conducteurs, dans un sens, des sensations perçues au niveau de la peau, au niveau des organes, et qui sont transmises au cerveau; et, dans l'autre sens, des impressions qui, reçues par le cerveau et transformées par lui suivant un processus qui n'est pas du ressort de notre petite instruction d'ici, sont transmises aux organes sous forme d'ordres de mouvement.

Il y a donc des nerfs sensitifs, c'est-à-dire transmettant les impressions du dehors au dedans, et des nerfs moteurs, c'est-à-dire des nerfs qui commandent l'action.

Il y a d'autres nerfs encore que je ne vous cite qu'en passant et pour l'intérêt énorme qu'ils présentent : ce sont des nerfs qu'on appelle nerfs trophiques, c'est-à-dire des nerfs qui règlent la nutrition, qui règlent la santé de tous les organes. Peut-être aurai-je l'occasion de vous en parler, mais j'aime mieux vous les nommer tout de suite.

Enfin, au-dessous de ces parties molles, au-dessous de cette troisième couche, nous trouvons le squelette des membres, squelette que nous étudierons dans d'autres leçons.

Les parties molles sont naturellement un peu différentes si on les considère au tronc et si on les considère dans les membres; mais je n'étudie pas avec vous spécialement le tronc, parce que, dans les grandes lignes, tout ce que je viens de vous dire de l'anatomie des membres est vrai pour le tronc; nous ne pouvons pas entrer dans une étude plus approfondie.

Il nous reste donc à parler des accidents qui peuvent survenir sur ces parties molles, c'est-à-dire des plaies.

Une plaie peut se définir ainsi : c'est une solution de continuité des tissus.

Si petite que soit cette solution de continuité, si petite que soit la plaie, cette définition est toujours vraie, qu'il s'agisse d'une piqûre, qu'il s'agisse d'une simple égratignure, ou qu'il s'agisse d'une plaie plus profonde il y a toujours solution de continuité de l'un des tissus. S'il s'agit d'une égratignure, ce sera seulement une solution de l'épiderme; si elle est plus profonde, ce sera une petite plaie du derme; s'il s'agit d'une plaie plus profonde encore, elle atteindra le tissu cellulaire, une plaie plus pénétrante enfin, traversant la peau, l'épiderme et le derme, traversant le tissu cellulaire, entamera la couche profonde des muscles et soit les gros vaisseaux qui sont logés entre les masses musculaires, soit les filets nerveux qui se cachent également de la même façon entre ces masses musculaires.

Les plaies sont produites par des causes extrêmement variées qu'il serait tout à fait oiseux de vous énumérer, attendu que jamais on ne vous demandera cela autrement que d'une façon très brève, et c'est de cette façon que je vais vous énumérer les causes des plaies.

Ces causes sont au nombre de quatre.

Le plus grand nombre des plaies sont des plaies d'ordre mécanique, c'est-à-dire produites par des agents mécaniques. Vous avez toutes fait un peu de physique et vous savez ce qu'est un agent mécanique : c'est un agent qui agit par sa force et par sa forme, par exemple une plaie par un couteau, par un bistouri est une plaie causée par un agent mécanique. Une plaie par piqûre est une plaie faite par un agent mécanique. Une contusion due au choc d'une pierre contre la peau est le résultat d'une action mécanique. En un mot, tout ce qui est choc, avec ou sans coupure ou déchirure, est le résultat d'une action mécanique.

Le second groupe des plaies comprend les plaies dues à des agents physiques. Ces agents, au nombre de trois, sont inégalement la cause des plaies. La cause la plus fréquente, parmi les agents physiques, c'est la chaleur produisant des brûlures. Une cause moins fréquente, dans nos pays tout au moins, ce sont les gelures produites par le froid. Et une plaie qui tendra à devenir de plus en plus fréquente, c'est la plaie produite par l'électricité, plaie par électrocution.

Le troisième groupe de plaies, ce sont les plaies produites par des agents chimiques, agents qui agissent par causticité, par suite de l'action qu'ils exercent sur les tissus. C'est le cas des acides, acide sulfurique, par exemple, acide nitrique, acide chromique. C'est le cas, encore, des alcalis tels que l'alcali volatil ou ammoniaque, tels que la potasse, la soude, la chaux.

Enfin, le dernier groupe de plaies, très vaste aussi, ce sont les plaies occasionnées par des agents vivants. Les microbes en sont le type le plus courant. Lorsqu'un microbe arrive à pénétrer sous la peau, il y produit une inflammation. Lorsqu'il arrive à pénétrer dans une glande sébacée, par exemple, dans un follicule de la peau, il produit cette petite inflammation que vous appelez un furoncle. La peau gonfle, rougit, se tuméfie, et à un moment donné, il se produit au centre un petit point de gangrène, un petit point de destruction qui s'appelle un bourbillon. Lorsque le bourbillon s'en va, il y a une plaie constituée. C'est une plaie causée par un agent vivant ou agent biologique.

Transportez cette explication à des exemples plus considérables, de gros abcès, par exemple, ou à des phlegmons, et vous aurez à peu près tous les genres de plaies produites par des agents biologiques.

Quant à la manière de se comporter en présence des plaies, je vais vous en parler très brièvement, car elle fait presque tout l'objet des leçons pratiques qu'on vous donne ici.

En présence d'une plaie, il y a deux choses à se demander :

1° La plaie saigne-t-elle ou ne saigne-t-elle pas?

2° La plaie a-t-elle été faite volontairement, et est-elle, par conséquent, aseptique, ou la plaie est-elle une plaie courante faite sans qu'on le veuille, et par conséquent une plaie plus ou moins infectée?

En présence de la première question, si on répond : oui, c'est-à-dire la plaie saigne, on a à prendre toute une série de mesures qui font l'objet d'une leçon spéciale, leçon sur les hémorragies. Nous ne nous en occupons donc pas.

Quant à la seconde question, vous n'avez, vous, jamais à vous la poser. Pour vous, toute plaie doit être une plaie respectable. Une plaie, même septique, une plaie même infectée, peut toujours s'infecter davantage, et vous n'avez qu'à faire une chose, à nettoyer la plaie le plus consciencieusement possible, sans vous demander quel est son degré d'infection, à la panser et à appliquer un bandage.

Comme l'art du pansement et l'art du bandage constituent, je vous le répète, le sujet de presque toutes les leçons pratiques qu'on vous fait ici, je ne m'y arrête pas, et nous nous contenterons, pour la prochaine fois, de continuer l'anatomie des membres et de parler des accidents qui peuvent survenir aux régions que nous étudierons.

II

Bandage en général. (Voir partie spéciale.)

PANSEMENTS

Buts :

1° But de protection :
  a) Contre les microbes ;
  b) Contre les chocs.
2° Maintien en bonne situation d'un membre.
3° Assurer l'aspiration des sécrétions.
4° Tenir les médicaments en contact s'il y a lieu.

Composition :

1° Compresses.
2° Ouate hydrophile.
3° Coton cardé.
4° Bandage.
On doit : 1° préparer le pansement.
2° L'exécuter.
3° Le vérifier.

Variétés :

Pansement sec.
Pansement humide.
Pansement mixte.

Jamais on ne doit faire de pansements humide avec une solution antiseptique.

III

ANATOMIE DES MEMBRES (suite).

ENTORSE, LUXATION

Nous allons parler aujourd'hui de l'anatomie des membres. Bien qu'il paraisse illogique de procéder ainsi, je vous parlerai d'abord des *articulations*, avant de vous parler des os.

Nous supposerons donc que nous savons ce que sont les os et nous nous demanderons par quels moyens ils sont unis entre eux. C'est la définition même de l'articulation que je viens de donner : une articulation est *l'ensemble des moyens d'union de deux os entre eux.*

Les os sont toujours réunis par une articulation, mais les articulations ont des degrés de mobilité très différents ; certaines sont extrêmement mobiles, comme les articulations du coude, du poignet, de l'épaule, d'autres le sont un peu moins, comme par exemple celle qui unit la clavicule à l'os de l'épaule d'une part et d'autre part au sternum ; d'autres, enfin, comme les articulations qui unissent les os du crâne, sont tellement peu mobiles qu'elles constituent de simples juxtapositions avec ou sans engrènement et sans disposition spéciale pour le mouvement. Nous aurons l'occasion de voir, en parlant du squelette, qu'il est nécessaire qu'il y ait entre tous les os, même les plus fixes, une certaine mobilité.

Je ne puis vous décrire toutes les variétés d'articulations ; je me contenterai de vous donner une idée du type d'articulation le plus complet, une des articulations des membres. C'est d'ailleurs ce qui est le plus utile pour vous, car ces articulations des membres sont celles qui donnent lieu, en raison de leur mobilité, du grand nombre de mouvements qu'elles exécutent et de leur situation, à des accidents que nous étudierons brièvement.

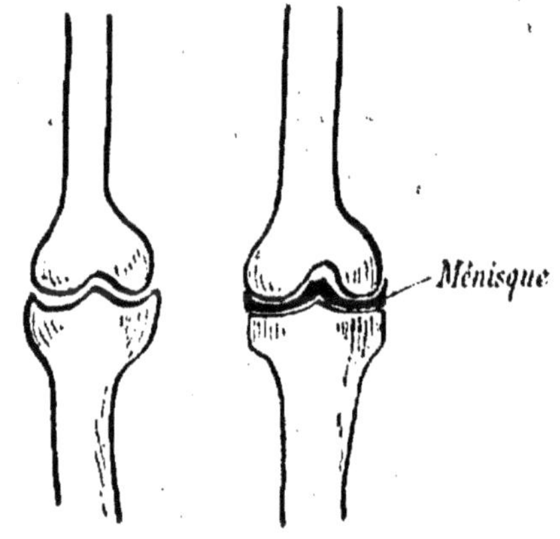

FIG. 8. — EXTRÉMITÉS ARTICULAIRES ET MÉNISQUES

Une articulation suppose donc deux extrémités d'os; ces deux extrémités sont ordinairement faites de façon à s'emboîter l'une dans l'autre, à se correspondre à peu près comme forme, c'est-à-dire que quand l'une des deux a une saillie, l'autre a une dépression, et quand l'une des deux a une dépression, l'autre a une saillie correspondante *(fig. 8)*.

Cette disposition se prolonge en avant et en arrière partout où ont lieu les contacts; lorsque les deux os tournent sur eux-mêmes, les surfaces sont ainsi toujours adaptées. Pourtant il n'en est pas toujours ainsi et certains os, comme par exemple l'os de la jambe et celui de la cuisse, ont des formes qui ne s'adaptent pas. L'un est presque tout à fait droit, et l'autre présente une saillie. Dans ce cas, il y a entre les deux os des sortes de coins cartilagineux qui comblent le vide produit par cette différence de forme et qui leur permet de s'adapter l'un à l'autre. Ces cartilages spéciaux s'appellent des ménisques. Retenez le nom si vous voulez, il est douteux qu'on vous le demande, mais il est intéressant de le connaître *(fig. 8)*.

Il y a donc dans une articulation, avant tout, deux os mis en présence. Vous connaissez toutes le tissu osseux, toutes vous savez la consistance d'un os, vous savez toutes qu'en frottant deux os l'un contre l'autre on arrive assez vite à les user. C'est le procédé qu'on emploie pour polir les os qui servent à fabriquer toutes sortes d'objets : manches de couteaux, boutons, etc. Si donc nos os étaient attachés simplement l'un en face de l'autre et jouaient directement l'un sur l'autre, très rapidement leur longueur diminuerait, ils s'échaufferaient par le frottement, ils deviendraient douloureux par suite de l'élévation de température produite. Nous serions immobilisés au bout d'un nombre de pas relativement très restreint. Il faut donc tout un dispositif qui empêche cet inconvénient.

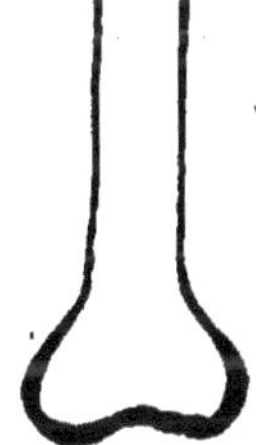

FIG. 9.
CARTILAGE D'ENCROUTEMENT

Tout d'abord l'usure est compensée par l'encroûtement cartilagineux de toute l'extrémité articulaire des os *(fig. 9)*. Cette partie figurée est un cartilage qui s'appelle, par suite de sa disposition, cartilage d'encroûtement; il garnit la surface articulaire et vient s'insérer tout autour de l'os. Le cartilage est un tissu beaucoup plus vivant que l'os lui-même, beaucoup moins dur et dont, par conséquent, la réparation s'effectue beaucoup plus rapidement que ne s'effectuerait la réparation d'un os. D'autre part, le cartilage étant un tissu beaucoup plus mou, élastique, cela évite un bruit de castagnettes désagréable qui se produirait à chaque saut que nous ferions, les os venant buter les uns contre les autres. Enfin, les chocs sont moins vifs, sont amortis par cette sorte de coussinet et il en résulte du moelleux dans les sauts et même dans la marche. Ce moelleux n'existerait pas si les deux os butaient directement l'un contre l'autre. Vous voyez donc que dans les éléments de l'articulation le cartilage d'encroûtement est extrêmement important.

Jusqu'à présent, rien n'unit les deux os. Le moyen d'union principal consiste en une sorte de manchon fibreux qui s'insère sur les deux os un peu au-dessus du cartilage d'encroûtement et qui porte le nom de capsule articulaire. Cette capsule s'attache aux deux os absolument de la même façon qu'un manchon qui serait serré sur les deux poignets de la personne qui le porte. Supposez que vos deux poings représentant les deux extrémités d'os soient à l'intérieur d'un manchon et qu'aux deux extrémités de celui-ci il y ait une coulisse, cela représenterait absolument la disposition de la capsule articulaire (*fig. 10*).

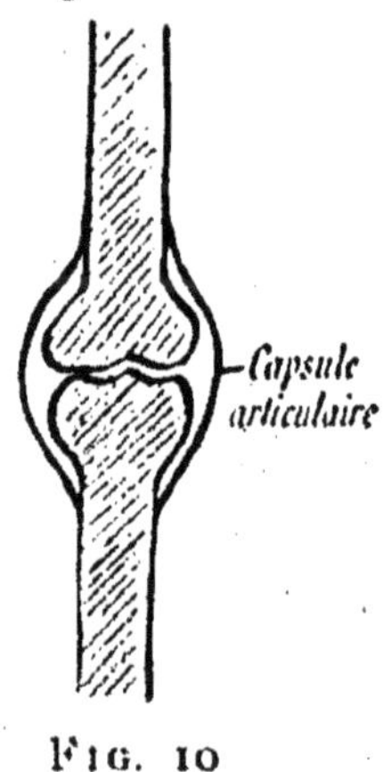

FIG. 10
CAPSULE

Mais une articulation joue spécialement dans un sens déterminé, à part certaines articulations comme celle du poignet et celle de l'épaule qui doivent donner des mouvements dans tous les sens. Si nous prenons l'articulation du genou, elle doit donner des mouvements d'arrière en avant et inversement; au contraire elle doit rester immobile sur le côté, tellement immobile que si les mouvements de côté étaient possibles, nous tomberions. Cela réaliserait ce qu'on appelle la jambe de polichinelle qui existe quelquefois après certains accidents, disposition qui empêche absolument de se tenir debout.

Il est donc indispensable que la capsule soit beaucoup plus résistante dans la direction où l'articulation ne fournit pas de mouvement. Pour cela, la capsule porte des bandes de tissus fibreux de renforcement extrêmement solides et dont vous pourrez vous rendre compte en vous approchant tout à l'heure de l'écorché. Ces bandes de renforcement s'appellent des ligaments. Les ligaments servent donc à renforcer la capsule dans les points où elle a le plus besoin de fermeté, et à l'empêcher de se rompre dans les mouvements de résistance. C'est le quatrième élément de l'articulation.

Enfin, cinquième élément très important : il consiste en une espèce de bourse introduite entre les deux extrémités d'os, qui les enveloppe et secrète un liquide visqueux destiné à les lubréfier et à en faciliter les frottements. Cette enveloppe s'appelle la capsule synoviale et le liquide visqueux qu'elle contient s'appelle la synovie.

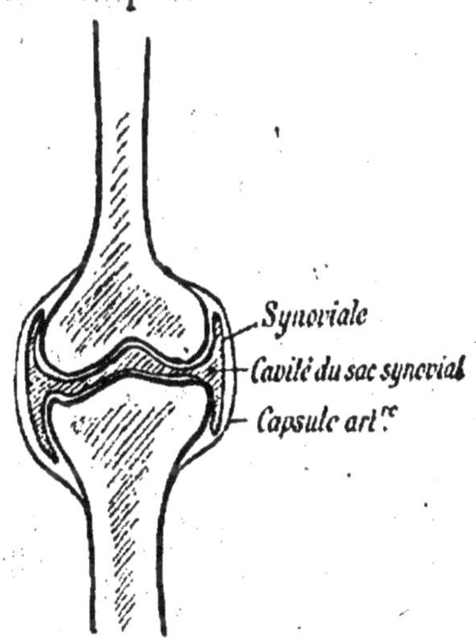

FIG. II. — DISPOSITION DE LA SYNOVIALE

La disposition de cette capsule autour des extrémités osseuses est assez facile à expliquer. Imaginez un instant un ballon analogue à un ballon de football mal gonflé, presque pas gonflé. Si vous essayez de rapprocher vos poings l'un de l'autre, en interposant ce ballon, il va en résulter une figure analogue à celle que je fais ici. imaginez que ce mouvement s'accentue : on aura une figure encore plus près de la réalité, les deux poings seront logés ainsi *(fig. 11)*. Nous avons un sac qui enveloppe les deux extrémités d'os, mais les deux extrémités étant en dehors du sac. C'est dans l'intérieur de ce sac qu'est sécrétée la synovie. Imaginons que dans le ballon de tout à l'heure aux trois quarts dégonflé, on ait introduit un peu d'huile ; les frottements de nos poings l'un contre l'autre seront extrêmement doux. C'est absolument la disposition de la synoviale qui s'introduit entre les os, les garnit de chaque côté et permet à tous les mouvements qui s'exécutent dans l'articulation d'être faciles, de ne pas échauffer les os, de ne pas rendre l'articulation elle-même douloureuse au bout de quelques centaines de mètres de marche. Que la sécrétion de synovie cesse, il se produit des craquements, des frottements pénibles constituant l'arthrite sèche; qu'au contraire, un choc vienne irriter cette synoviale et qu'elle sécrète trop, il en résultera cet accident au genou très connu des gens qui ont fait un peu de sport ou de ceux qui même sont tombés accidentellement et qu'on appelle vulgairement l'épanchement de synovie.

Si vous ajoutez, à la description que je viens de vous faire, des vaisseaux comme il en existe dans tous les organes, c'est-à-dire des artères et des veines ainsi que des filets nerveux et des vaisseaux lymphathiques, vous aurez tous les éléments constituant une articulation complète.

Pour avoir l'idée de toutes les articulations, il ne vous reste qu'à imaginer une spécialisation un peu moindre : la capsule articulaire moins renforcée, la mobilité des extrémités osseuses beaucoup moindre, la capsule synoviale moins large ou moins distincte. De l'articulation très complète, la plus complète, que je viens de vous décrire à l'articulation des os de la tête — où il n'y a guère qu'un engrènement des extrémités osseuses se rejoignant et gardant une certaine mobilité l'une par rapport à l'autre, — vous aurez tous les échelons de l'articulation, depuis l'articulation parfaite jusqu'à une articulation simple et fruste.

Mais il va de soi que ce sont les grandes articulations qui nous intéressent le plus. Par grandes articulations, j'entends celle du coude, celle du poignet, celle de l'épaule, celle de la hanche, celle du genou, celle du cou-de-pied, l'articulation de la mâchoire, qui est plus exceptionnellement lésée. Parmi les petites articulations ayant une grande mobilité, il faut encore retenir celles des doigts et celles qui unissent les doigts à la paume de la main. Pour des raisons que je vous expliquais l'autre jour, la main est très exposée; presque toutes les chutes intéressent les mains, car on porte celles-ci en avant pour éviter le choc. Pour cette raison, il se produit souvent des lésions dans les articulations des doigts. C'est une chose à retenir.

Imaginons maintenant qu'un accident se produise, que l'un de nous fasse une chute. Presque toujours les mains se portent en avant : aussi nous prendrons comme type de maladie articulaire une lésion du poignet. L'articulation du poignet est une des plus fréquemment blessées et elle partage ce privilège avec l'articulation du cou-de-pied, qui supporte tout le poids du corps. Dans un choc violent, les os tendent à se séparer l'un de l'autre.

On peut imaginer trois hypothèses différentes : dans le premier cas, les deux os sont simplement tiraillés l'un par rapport à l'autre, leurs moyens d'union en supportent un peu les conséquences, il y a des chocs de l'os contre les ligaments, peut-être aussi, de l'extérieur, des chocs du sol ou de tout autre corps dur. Il en résulte un ensemble de petites lésions qu'on appelle la contusion articulaire. Rien n'est absolument abîmé, mais tout a été un peu malmené, ou seulement quelquefois un côté de l'articulation. Il est à retenir qu'il n'y a pas de destruction, ni de désinsertion des attaches.

Dans un second cas, imaginons que l'accident ait été un peu plus violent, que par exemple la main ait porté brutalement contre le sol et que la résistance donnée par l'épaule ait arraché un des ligaments de l'articulation du poignet en le fléchissant brutalement. Cela peut être produit soit par un simple tiraillement, soit par un déboîtement momentané de l'os qui immédiatement sera ramené à sa place par l'élasticité des autres ligaments restés intacts. Dans ce cas, il y aura déchirure d'un ou de plusieurs ligaments de l'articulation et cela constitue une entorse.

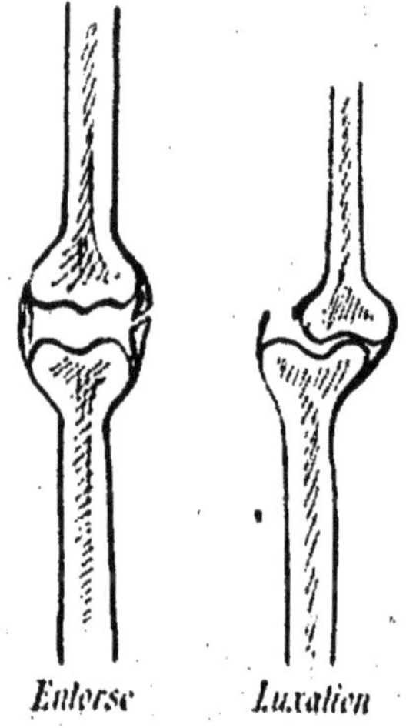

Fig. 12

Enfin, dans un troisième cas, plus d'un ligament a sauté, ou tout au moins le ligament le plus important, par exemple l'un des ligaments latéraux de l'articulation du poignet. Il en résulte que l'un des deux os a gardé sa situation, mais que l'autre s'est séparé du premier, les deux morceaux de ligament restant attachés l'un à l'os supérieur, l'autre à l'os inférieur *(fig. 12)*. La situation respective des deux os est changée, il n'y a plus continuité dans la direction du membre : cela constitue une luxation.

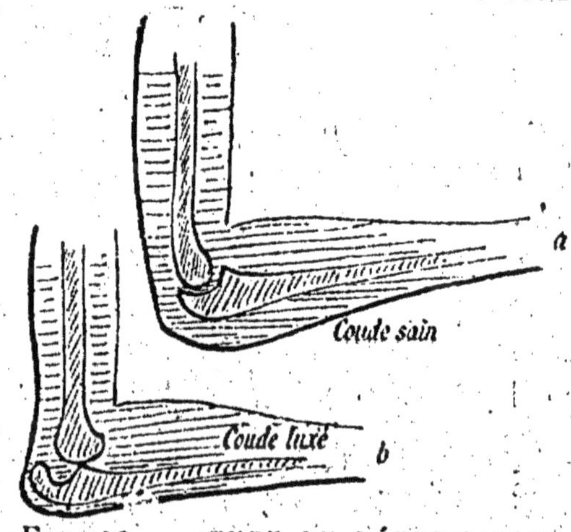

Fig. 13. — Type de déformation extérieure

Cette luxation que je viens de vous définir, se produisant dans la continuité d'un membre, aura des symptômes différents suivant le membre. Pour l'épaule, l'os du bras, au lieu de venir s'appuyer contre l'omoplate, sera basculé en avant et il en résultera une direction anormale du bras ainsi qu'une modification dans la forme de l'épaule. Si on tombe sur le poignet, le coude glissera en arrière : la forme du coude, au lieu d'être approximativement celle-ci (*fig. 13 a*) deviendra la suivante (*fig. 13 b*). La tête de l'os de l'avant-bras, le cubitus, sera reportée en arrière au lieu de venir s'appuyer contre l'extrémité de cet os.

Si je vous donne ces détails, c'est non pas pour que vous me rapportiez ces descriptions, mais parce que j'ai besoin d'avoir quelques exemples un peu concrets pour vous parler d'une chose beaucoup plus importante pour vous : les signes extérieurs auxquels on reconnaît l'entorse et la luxation.

En réalité, vous serez rarement à même de distinguer sûrement une entorse, une contusion, une luxation et même une fracture. Les signes, pour vous, seront presque les mêmes et, fort heureusement, le traitement que vous devez appliquer est aussi presque le même. Pourtant il y a quelques différences et, dans certains cas, vous ne pourrez guère avoir de doute. Il est donc utile que je distingue ces différents cas.

Dans le cas de contusion articulaire, les signes sont réduits au minimum; la douleur existe toujours, elle est faible; le gonflement, deuxième signe, est peu apparent et localisé à un seul côté de l'articulation; la couleur des tissus qui recouvrent l'articulation est peu modifiée, elle est un peu plus rose, fréquemment verra-t-on un bleu se produire à la surface. Les mouvements de l'articulation sont conservés et ne sont vraiment que peu ou pas douloureux.

Si nous avons affaire à une entorse, déjà le tableau est un peu plus accentué. La douleur est beaucoup plus vive, à l'état de repos même, mais surtout si le malade cherche à produire des mouvements de l'articulation; le gonflement est plus marqué, les formes ordinaires de l'articulation sont modifiées par l'infiltration des tissus et très souvent il se produit d'emblée des taches bleuâtres que vous appelez couramment des bleus et qu'on appelle dans un langage plus précis des ecchymoses. Pourtant le mouvement de l'articulation, qui peut être presque impossible à cause de la douleur, est possible d'une façon absolue, c'est-à-dire que si on a affaire à un sujet énergique le mouvement peut se faire. De plus, il ressent la douleur à la pression d'un côté précis de l'articulation.

Enfin, si nous avons affaire à une luxation, dans la plupart des cas il y a un symptôme capital qui est celui de la déformation articulaire. C'est pour cela que je me suis donné la peine de dessiner l'aspect d'un coude luxé. Si la luxation a lieu dans le sens latéral, vous comprenez très bien que le bras, au lieu d'être droit, présente une incurvation qui est très anormale et qui ne peut être due qu'à une luxation si elle est au voisinage d'une articulation, ou à une fracture si elle se produit dans un endroit où il n'y a pas d'articulation. Ce signe s'appelle la déformation extérieure.

De plus, comme certains des ligaments ont été brisés, les autres sont bloqués, sont fixés, sont tiraillés au maximum, n'ont plus aucune mobilité et les mouvements d'une articulation luxée sont complètement impossibles.

Les signes essentiels d'une luxation sont donc l'impossibilité de faire le mouvement, ce qu'on appelle l'impuissance fonctionnelle, et d'autre part la déformation extérieure.

Dans ces trois descriptions schématiques, très nettes, j'ai séparé les symptômes; mais il y a des cas où la luxation est peu accentuée, où la douleur est relativement faible, soit parce qu'on a affaire à un sujet peu sensible, soit parce que le ligament est déchiré de façon très nette; le gonflement peut être si peu accentué qu'il semble que la lésion soit très minime. Il en résulte un mélange de signes qui fait qu'en réalité le diagnostic précis de ces trois genres de lésions n'est pas toujours aussi facile, loin de là, qu'il semblerait d'après les descriptions que je vous ai données. Quoi qu'il en soit, quelle est la conduite que vous devez suivre?

En cas d'un accident blessant une articulation, c'est-à-dire la rendant douloureuse, modifiant sa forme, soit par le gonflement produit, soit parce qu'il y a une déformation résultant de la séparation des parties qui doivent être jointes, et en cas d'impuissance fonctionnelle, vous devez vous attacher à une seule chose qui est de calmer la douleur de votre malade. Vous le faites d'une part en appliquant certains moyens externes, tels que le bain chaud ou l'affusion chaude, ou au contraire la balnéation froide, c'est-à-dire par exemple, lorsqu'il s'agit d'une entorse du pied, en mettant le pied sous un robinet d'eau froide comme cela se fait beaucoup plus souvent à la campagne, ou dans un bassin rempli d'eau froide.

Vous pouvez diminuer la douleur — et vous devez le faire — d'une seconde façon, en immobilisant absolument l'articulation malade. Cette immobilisation fera l'objet de leçons spéciales de vos monitrices. On vous apprendra à faire certains appareils d'immobilisation qu'il est absolument indispensable de connaître, et s'il est une chose de cet enseignement que je vous demande de vous rappeler, c'est bien cela.

Nous verrons la prochaine fois le système osseux et les fractures. Vous verrez que les signes des fractures se rapprochent des signes précédents; souvent d'ailleurs, il y a les deux. On peut imaginer qu'avant la rupture du ligament il s'est produit un tel tiraillement qu'un petit coin de l'os se soit séparé. Si je prends cet exemple, c'est que précisément il est fréquent au coude. Vous avez donc souvent dans la même articulation une fracture et une luxation. Vous jugez combien il peut être épineux de faire un diagnostic de ce genre et combien il est nécessaire d'être prudent pour vous et de s'en tenir à des règles générales pour être sûr de ne pas se tromper.

III

Bandages : Appareils destinés en général à maintenir un pansement.

Variétés :

Simple.
Composé.
Application, règle généra'e (voir partie spéciale).
Défaire un bandage : règles.

Bandage compressif ou compression. Buts :

1° Favoriser le retour du sang veineux tout en diminuant l'apport artériel.
2° Aider à la résorption des exsudats.
3° Suspendre la circulation (hémorragies).
4° Maintenir rapprochées des parties disjointes ou décollées.
Elle peut être dangereuse.

Liste des quelques instruments que peut employer une panseuse ou qu'elle doit connaître :

Ciseaux simples et à pansements.
Pince à pansements.
Pince à disséquer.
Pince hémostatique.
Spatule.
Stylets.
Usage de ces instruments.

IV

FIN DE L'ANATOMIE DES MEMBRES

LE SQUELETTE. — FRACTURES

Nous allons finir l'anatomie des membres en parlant du squelette, et puis j'en profiterai pour vous faire l'anatomie du squelette en général de façon à ne pas avoir à y revenir.

Le squelette est la charpente du corps humain, et si on comprend bien l'équilibre du squelette, on comprend bien l'équilibre de tout le corps.

Le squelette est composé d'un grand nombre d'os — plus de deux cents — disposés suivant un axe supportant deux espèces de cercles osseux qui s'appellent des ceintures, chaque ceinture étant destinée à supporter deux membres. Voilà, d'une façon générale, ce qu'est le squelette.

Si vous voulez que nous figurions cela par un schéma, voilà l'axe du squelette, les deux cercles où les membres sont attachés, et voilà les membres *(fig. 14)*.

L'axe se compose de la colonne vertébrale, à laquelle on rattache la partie dirigeante de tout l'être humain, la tête qui n'est, au point de vue osseux, qu'une boîte résultant de la jonction de vertèbres modifiées.

Les deux cercles osseux s'appellent des ceintures, vous ai-je dit, ceinture scapulaire ou ceinture des épaules, qui soutient les deux bras, les deux membres supérieurs plus exactement, et la ceinture inférieure ou ceinture pelvienne, ou ceinture du bassin, à laquelle s'attachent les membres inférieurs.

L'axe est composé de trente-trois os portant le nom de vertèbres. Ces os sont composés chacun d'une petite masse dure, le corps de la vertèbre, en arrière de laquelle se trouve une espèce d'anneau dont la superposition avec les voisins constituera un canal, de même que la superposition des corps durs dont j'ai parlé tout à l'heure constituera une tige solide.

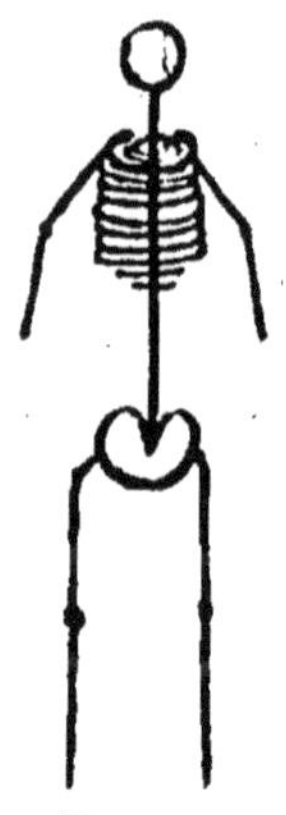

FIG. 14
SCHÉMA
DU SQUELETTE

Ceci est facile à comprendre (*fig. 15*). Superposez cet arc avec un autre au-dessus, un autre encore au-dessus et vous aurez ce qui se passerait si on superposait des bagues les unes au-dessus des autres.

Au contraire, les corps osseux disposés les uns au-dessus des autres forment une tige pleine.

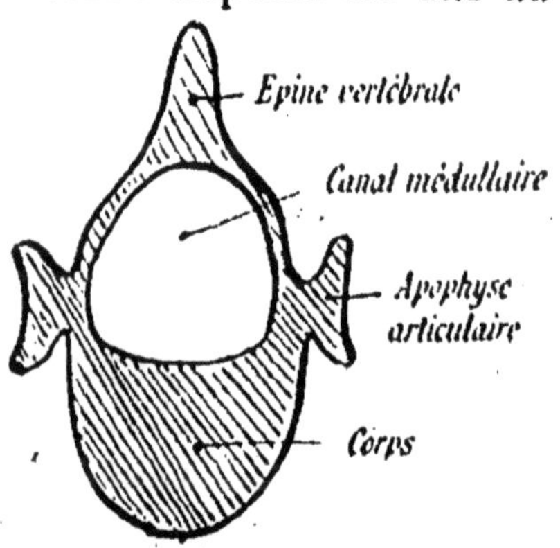

FIG. 15. — SCHÉMA D'UNE VERTÈBRE

La partie ferme qui est en avant est jointe à celle du dessus et à celle du dessous par des articulations relativement résistantes et qui en assurent la fixité.

Une vertèbre est complétée par une série de saillies destinées à s'adapter aux pareilles sur les vertèbres voisines. L'une d'elles, située en arrière, s'appelle l'épine vertébrale ; elle est facile à sentir sous la peau, sous forme d'une saillie arrondie. La succession de ces saillies forme l'échine.

Celles qui sont sur le côté, au contraire, servent

d'une part à relier une vertèbre avec la vertèbre supérieure et avec la vertèbre inférieure par l'intermédiaire d'articulations, et, d'autre part, pour douze d'entre elles, à supporter des demi-arcs qui s'appellent les côtes.

Le canal situé dans la colonne vertébrale s'appelle le canal médullaire, autrement dit le canal de la moelle, parce que c'est dans son intérieur qu'est logée la moelle épinière.

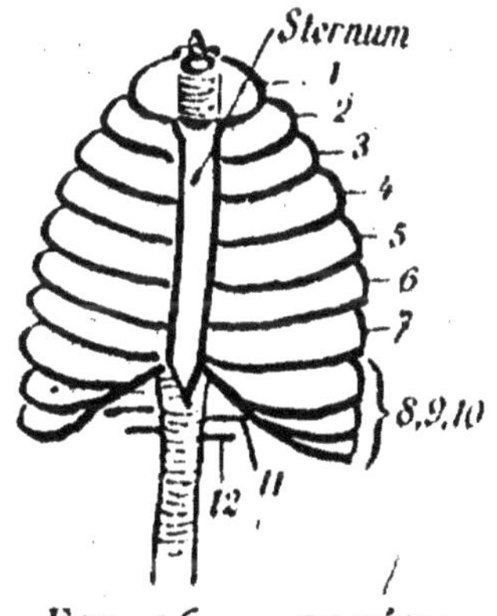

FIG. 16. — SCHÉMA DU THORAX

Nous savons maintenant comment est constituée chaque vertèbre, qu'elles sont reliées les unes aux autres et que de leur superposition résulte la colonne vertébrale. Voilà la forme générale qu'affecte la colonne vertébrale. Elle se compose d'une partie au cou, d'une autre occupant la région du dos, d'une troisième constituant la région des lombes et d'une quatrième constituant la région terminale de la colonne vertébrale.

La première s'appelle la colonne cervicale, ce qui veut dire simplement colonne du cou; elle est composée de sept vertèbres. *(fig. 17).*

La seconde s'appelle colonne dorsale ou colonne du dos. Elle est caractérisée par ce fait que chacune de ses vertèbres supporte de chaque côté une côte, côte qui constitue un demi-arc uni en arrière à la vertèbre et en avant réuni par un os intermédiaire, qui s'appelle le sternum, à celui du côté opposé. C'est le sternum qui va de la base du cou au creux de l'estomac. Les sept premières côtes seulement se réunissent au sternum, les trois suivantes s'unissent entre elles, comme vous pouvez le voir en regardant cette figure, par un grand cartilage, et c'est ce cartilage qui se réunit au sternum. On les appelle, pour cette raison, les fausses côtes. Et enfin les deux dernières, c'est encore facile à voir ici, ne sont pas attachées en avant, d'où le nom de côtes flottantes *(fig. 16)*.

Il y a donc douze côtes, de même qu'il y a douze vertèbres dorsales.

La colonne vertébrale se continue par une région qui s'appelle colonne lombaire.

La colonne lombaire comprend cinq vertèbres, les plus fortes de toutes les vertèbres.

Enfin l'extrémité de la colonne vertébrale est composée de deux régions un peu différentes comme constitution : d'une part un assemblage de cinq vertèbres constituant l'os sacrum, os triangulaire, comme vous le voyez ici, très solide, et auquel s'attachent les deux os constituant la ceinture pelvienne, le bassin; et enfin un petit os qui s'appelle le coccyx, et qui est lui-même le résultat de la fusion de vertèbres très diminuées de taille, de vertèbres coccygiennes qui sont au nombre de trois ou quatre.

Vous avez donc sept vertèbres cervicales, douze vertèbres dorsales, cinq vertèbres lombaires, plus les vertèbres du sacrum et de la région coccygienne, soit trente-trois vertèbres.

Vous remarquerez que la colonne vertébrale n'est pas droite, elle s'est infléchie d'une première courbe au cou, d'une seconde au dos, d'une troisième aux reins, d'une quatrième dans la région sacrée; mais vous remarquerez également qu'une ligne suivant la direction d'un fil à plomb tendu depuis la base du crâne jusqu'en bas, passerait par tous les changements de courbure et que l'équilibre du corps humain est ainsi sauvegardé. De cette façon, on a une tige très forte, puisqu'elle est composée de régions osseuses dures, fortement liées les unes aux autres; très souple, puisque les articulations sont suffisamment mobiles pour permettre la flexion de la colonne vertébrale; beaucoup plus gracieuse qu'une ligne droite, mais surtout dont les courbures permettent à chaque instant des compensations et une conservation de l'équilibre.

Je m'explique.

Si, par exemple, vous fléchissez la tête, vous entraînez une partie du poids du corps en avant et il devrait en résulter, si la colonne vertébrale était une tige droite, une chute sur la face; au contraire, quand vous fléchissez la tête, la courbe du dos augmente, autrement dit vous portez une partie du poids du corps en avant, mais une partie équivalente se porte en arrière.

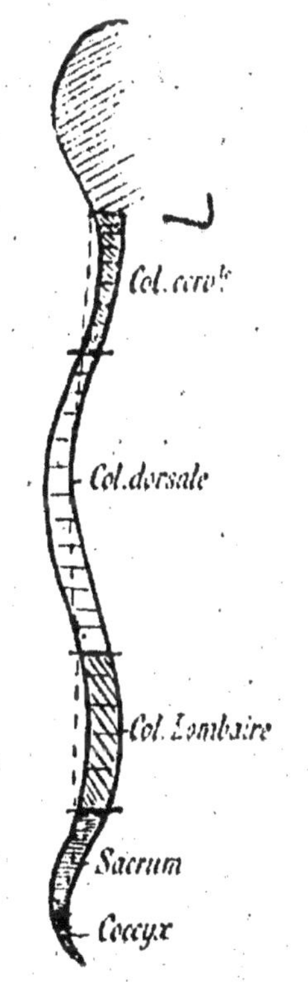

FIG. 17
COLONNE VERTÉBRALE

Si, au contraire, c'est le dos tout entier et la tête qui se portent en arrière, comme dans le mouvement dit de flexion en arrière de la gymnastique d'assouplissement, il se fait une incurvation en avant de la région lombaire, et c'est alors la région abdominale qui se porte en avant, compensant l'équilibre du corps.

Autrement dit, cette ligne flexible est extrêmement bien adaptée à son but de conserver l'équilibre à ce dernier, donner à ce dernier une gracieuseté de forme qui fait le charme souverain de l'académie, œuvre de prédilection des sculpteurs de mérite.

De plus, vous remarquerez, en regardant la colonne vertébrale (c'est même plus facile à voir sur des vertèbres séparées), vous remarquerez que le corps des vertèbres, la partie dure des vertèbres est de plus en plus forte à mesure qu'on descend; la raison en est que chaque vertèbre a un poids à porter supérieur à celui que soutenait la précédente, poids correspondant à toute la hauteur du corps égale à la hauteur de la vertèbre elle-même.

De plus, modification importante, alors que la ceinture supérieure est peu attachée (nous allons y revenir tout à l'heure), la ceinture inférieure est d'abord solidement liée à tout un groupe de vertèbres; ce groupe de vertèbres a ses articulations remplacées par u soudure osseuse de manière que cette base du c soit absolument rigide, solide, et qu'il n'y ait pas de fléchissement sur la région qui sert de base à tout l'équilibre du corps humain.

Au-dessus de la colonne vertébrale, vous ai-je dit tout à l'heure, est la tête osseuse, le crâne et la face.

Vous voyez donc que la tête a deux parties, l'une en arrière et en haut, le crâne, l'autre en bas et en avant, la face, deux parties essentiellement différentes comme composition, comme construction.

Vous voyez que le crâne est une boîte osseuse extrêmement résistante, unie, dont les os, comme vous pourrez le constater en regardant cette pièce de près où les lignes osseuses ont été figurées, dont les os sont fortement engrenés l'un dans l'autre, très peu mobiles, et qui, dans le bas, présente une série d'orifices destinés à la sortie des nerfs, à l'entrée des vaisseaux nourriciers du cerveau, à la sortie des veines dont le sang est usé et à la sortie des nerfs qui, du crâne, vont innerver la face et les organes des sens.

Comme la partie inférieure est percée de trous, pour maintenir sa solidité elle est en même temps renforcée par de gros arcs-boutants, ressemblant assez à ceux des cathédrales gothiques; dans celles-ci, en effet, les fenêtres sont très larges et les architectes se sont rendu compte que ces arcs-boutants étaient nécessaires pour supporter les travées. Ici c'est tout à fait la même chose.

De plus, les articulations de la base du crâne sont beaucoup plus souples et nombreuses que celles de la voûte, parce que, dans les chocs comme ceux qui résultent par exemple d'un saut, la tête vient fortement appuyer sur la colonne vertébrale au moment de la chute, et il est nécessaire que cette paroi cède un peu sous peine d'éclater et de se briser sous le coup.

Cette boîte cranienne a donc pour mission principale, et elle est parfaitement, encore une fois, adaptée à son but, de protéger l'organe important et très mou, très délicat qu'elle contient, le cerveau; par conséquent c'est la solidité qui est sa grande qualité.

Au contraire, la face, la partie située en bas et en avant du crâne, est une région qui doit essentiellement être percée de cavités ouvertes en avant, de sortes de fenêtres par où l'être humain se met en communication avec le dehors. Ces cavités contiennent les organes des sens et leurs annexes, c'est-à-dire l'œil, le nez avec l'appareil olfactif, l'oreille avec l'appareil auditif, la bouche enfin, origine du tube digestif, mais aussi siège de l'organe du goût.

La face est donc essentiellement composée de cavités réparties par paires : deux orbites, deux cavités nasales qui forment le nez, deux cavités auditives, et la bouche qui est un organe médian et unique; et, annexées à ces organes des sens, des cavités osseuses qui s'appellent les sinus de la face, qui ont des fonctions accessoires, en particulier boîtes de résonances pour les sons émis.

La cavité centrale de la face est la plus compliquée et se recouvre du capuchon osseux et cartilagineux du nez qui la protège; le bord des autres cavités est renforcé de telle sorte qı les chocs extérieurs arrivent difficilement aux organes quit y sont contenus. Ils son de cette façon protégés contre des lésions graves. C'est ainsi, par exemple, que l'orbite, comme vous le verrez peut-être mieux encore sur cette figure, l'orbite est une cavité à parois très minces, feuilletée, pas beaucoup plus épaisse qu'une feuille de papier, sauf sur les bords où la région sourcilière en haut et la région malaire, c'est-à-dire la région de la pommette en bas, sont constituées par des os épais et très durs, de telle sorte qu'à moins de supposer un choc direct par un objet très pointu sur l'œil, tous les chocs indirects viennent porter sur l'arcade sourcilière et sur l'arcade malaire. L'œil est suffisamment mobile dans son orbite pour s'enfoncer, et il ne reçoit aucun choc, il n'éprouve aucun mal du traumatisme ainsi subi.

L'organe olfactif est assez protégé, vous le comprenez. L'organe de l'oreille est très protégé, très profond également.

Voici donc les principaux organes des sens qui sont à l'abri. Nous aurons l'occasion de revenir, du reste, sur la bouche et sur le nez, par conséquent je n'y insiste pas. (Voir *Revue du Foyer*, août et septembre 1913.)

Vous vous rendez compte, sur cette coupe, de la situation de deux des sinus, le sinus frontal qui est situé au-dessus de l'œil, et le sinus maxillaire; vous voyez encore le sinus sphénoïdal.

Je ne vous demanderai pas de retenir ces noms, je ne vous demanderai pas d'explications sur les sinus, mais il n'est pas mal que vous sachiez ce que c'est.

Le sinus maxillaire est situé au-dessous de l'œil et en dehors du nez, et le sinus frontal au-dessus et en dedans de l'œil. Voilà deux exemples qui sont destinés à vous faire comprendre ce que sont ces cavités annexes des organes des sens.

Je vous ai dit tout à l'heure qu'à la colonne vertébrale étaient annexées deux ceintures ayant pour but de soutenir les membres. Ces deux ceintures sont constituées par des séries d'os très différentes pour les deux ceintures. Pour la ceinture supérieure, la clavicule s'articule avec le sternum en avant, elle se dirige en dehors, et là s'articule avec l'omoplate.

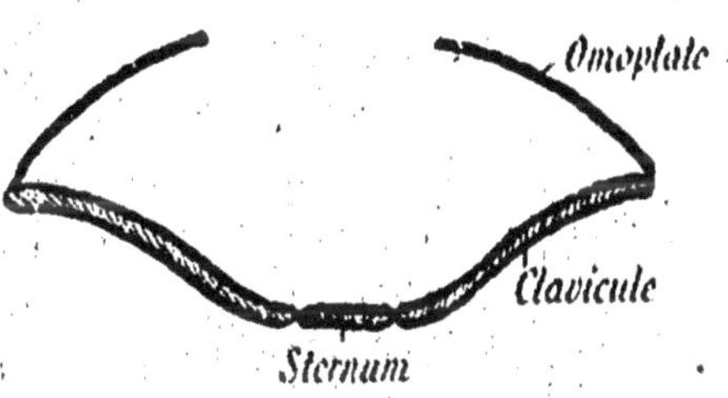

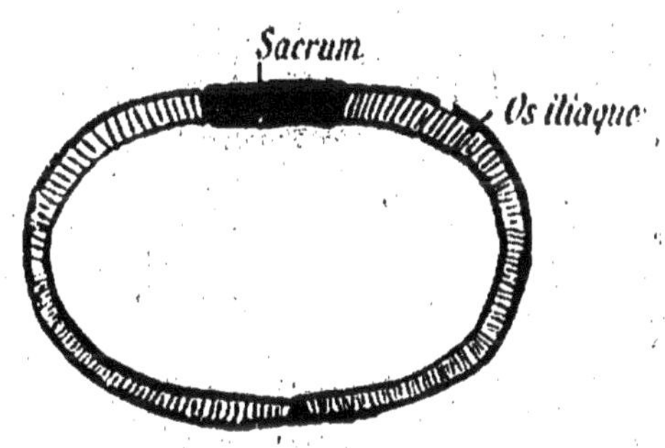

Fig. 18. — Les deux ceintures

En coupe, voilà la figure que cela représente (*fig. 18*).

Voici le sternum que je vous ai montré tout à l'heure. Voici la clavicule se dirigeant en dehors, et voilà la coupe de l'omoplate qui se dirige en arrière et que vous voyez s'appliquer contre les côtes, en arrière.

Vous vous rendez donc compte que la ceinture supérieure, ou ceinture des épaules, ou ceinture thoracique, comme on l'appelle encore, n'est attachée en somme à la colonne vertébrale que très indirectement. En effet, au sternum s'attachent aussi les côtes, et c'est aux côtes que sont attachées les vertèbres. La ceinture supérieure n'est donc tenue qu'en avant, et elle est tout à fait libre en arrière. De plus, elle est constituée par des os minces, solides pourtant, mais la résistance de la ceinture est due surtout à des muscles puissants qui s'insèrent sur eux.

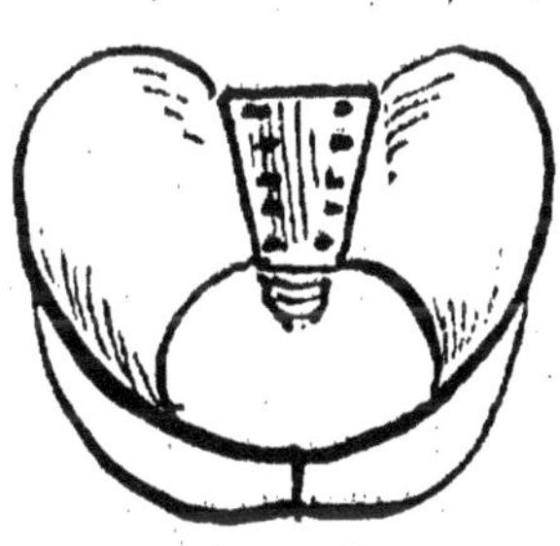

Fig. 19. — Le bassin

Voyez, ici l'omoplate est complètement couverte

par des muscles assez puissants s'insérant au bras, s'insérant à la colonne vertébrale, en avant ils relient le bras au sternum, et ce sont ces muscles qui font la fermeté relative et volontairement obtenue de la ceinture supérieure.

Au contraire, en bas, nous connaissons déjà l'os qui soutient en arrière la ceinture, c'est le sacrum, résultant de la fusion des cinq vertèbres, os extrêmement solide. A cet os s'attache un os extrêmement solide aussi, qui est l'os pelvien, l'os iliaque, l'os du bassin qui, en avant, se rejoint à son pareil sans l'intermédiaire d'autre os.

Rendez-vous compte de la différence considérable entre ces deux cercles d'attache : en haut, chaîne d'os très mobile puisqu'elle n'est attachée qu'en avant, composée de plusieurs os, par conséquent d'autant plus mobile qu'il y a plus d'articulations. Il y en a quatre, sans compter la partie postérieure qui est tout à fait libre. En bas, au contraire, les os sont beaucoup plus épais, reliés solidement à un os très solide; il y a très peu d'articulations puisqu'il n'y a que deux os reliés à un autre en arrière, et s'unissant entre eux par des attaches presque fixes.

Pourquoi cette différence entre ces deux ceintures?

Cette différence provient de ce que les membres qui s'attachent à chaque ceinture n'ont pas du tout les mêmes fonctions. Le membre supérieur, le bras, la main, ont besoin d'une grande mobilité, et la souplesse est beaucoup plus importante pour le membre supérieur que la force. La force s'acquiert par le développement des muscles fixant toutes ces attaches et permettant de produire des tractions suffisantes sur elles. Mais c'est la mobilité qui est la qualité principale.

Au contraire, pour le membre inférieur, supportant toute la masse du corps, travaillant sans cesse en somme quand nous sommes debout, la grande qualité, c'est la force, la résistance, c'est la stabilité, et pour cela il était indispensable qu'il n'y ait pas une trop grande mobilité de ces os rejoints les uns aux autres pour réduire dans la mesure du possible le travail musculaire indispensable. C'est une adaptation qu'on rencontre absolument dans toutes les parties du corps humain, mais qui, à mon avis, est plus palpable peut-être que partout ailleurs dans l'organisation du squelette.

J'ai été amené à vous parler des côtes tout à l'heure et je ne vous ai pas parlé, dans son ensemble, de la région osseuse formée par la juxtaposition de ces côtes. Je corrige cet oubli.

Vous voyez que les côtes sont des arcs qui se font face, et si vous superposez les uns aux autres des arcs pareils, vous arrivez à une espèce de tonnelet, de cage qui s'appelle la cage thoracique et qui est destinée à contenir une grande partie des organes importants du corps humain, c'est-à dire les poumons, le cœur et leurs annexes *(fig. 16)*.

Je ne vous répète pas, vous l'avez compris déjà, que la cage thoracique est composée des arcs costaux réunis en arrière à la colonne vertébrale, et, en avant, au sternum. Elle s'ouvre très largement en bas où les côtes sont beaucoup plus écartées; dans le haut, au contraire, elle n'est pas beaucoup plus large que le diamètre de la base du cou dont la première côte que vous voyez rejoignant celle du côté opposé dessine à peu près le diamètre.

Il ne nous reste plus, pour avoir une idée générale assez juste du squelette, qu'à parler des membres. C'est ce qu'il y a de plus simple. D'abord nous n'aurons pas à faire l'anatomie de chaque membre. Malgré les différences qui peuvent exister, un membre ressemble étonnamment à un autre, et même un bras à une jambe, un membre supérieur à un membre inférieur, de telle sorte que, pour nous, il suffira de savoir la composition générale d'un membre pour connaître celle de chaque membre en particulier.

Il vous sera facile, du reste, de constater, au fur et à mesure de ma description, que, par exemple, ces membres ont tous cinq segments. Le premier segment est composé d'un os unique; cet os s'appelle, au bras, l'humérus, et à la cuisse le fémur. Le second segment est composé de deux os s'appelant, au membre supérieur, radius et cubitus, et au membre inférieur le tibia et le péroné. Le troisième segment est fait de la juxtaposition d'un certain nombre de petits os, en nombre un peu différent au pied et à la main, mais la caractéristique de cette région c'est justement l'accolement, la juxtaposition de petites masses osseuses solides réunies par des articulations et qui constituent, au membre supérieur, le carpe, et au membre inférieur, le tarse.

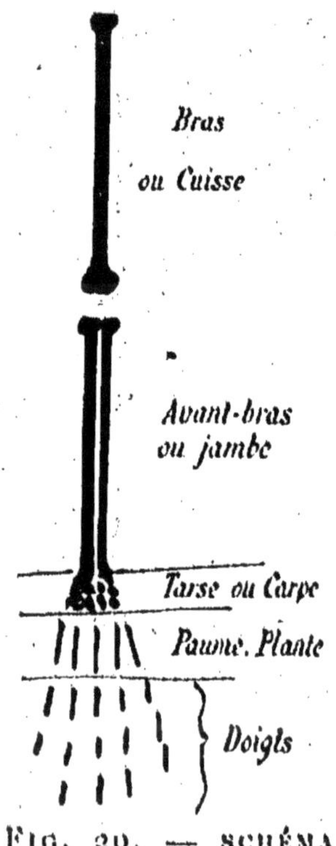

FIG. 20. — SCHÉMA DU SQUELETTE D'UN MEMBRE

Après, cinq os qui s'appellent métacarpe ou métatarse. Ces cinq os constituent le squelette de la paume de la main ou de la plante du pied. Puis trois séries d'os constituant l'extrémité du membre; ces séries d'os sont les phalanges, phalangines et phalangettes. La première série se compose de cinq os, la seconde de cinq os, et la quatrième de quatre os. C'est le squelette de la main ou le squelette du pied.

Vous vous êtes rendu compte pourquoi il n'y a que quatre os dans la dernière série : c'est que le pouce a une phalange de moins que les autres doigts, aussi bien au membre inférieur qu'au membre supérieur.

Il y a un os qui est apparemment en plus dans le membre inférieur, c'est la rotule. En réalité, la rotule n'est qu'une partie détachée du tibia, partie qui existe également au coude, mais attachée à l'os cubitus. Par conséquent laissons-la de côté si vous voulez. Nous faisons de l'anatomie un peu trop en gros pour nous attacher à la spécialisation du membre inférieur.

Je m'en voudrais, après cet exposé très rapide du squelette, de ne pas vous parler des os en général, très rapidement sans doute, mais de façon pourtant que vous sachiez de quoi est composé un os.

Un os est constitué par trois types de tissus : du tissu très dur qui compose presque exclusivement une catégorie d'os qui s'appellent les os plats.

Les os plats, comme l'omoplate, par exemple, sont des os qui, au point de vue de leur forme, sont caractérisés par la supériorité de deux diamètres sur le troisième, c'est-à-dire, par exemple, que la longueur et la largeur sont beaucoup plus considérables que l'épaisseur; ce qui les caractérise, au point de vue de la composition, c'est la juxtaposition de deux feuilles de tissu dur l'une contre l'autre, presque sans autre tissu.

Ces os, qui sont assez rares du reste dans l'organisme et dont le type est l'omoplate, sont surtout des centres d'attache des grosses masses musculaires.

Donc, premier tissu, le tissu dur.

Il y a un autre type de tissu qui est ce qu'on appelle le tissu aréolaire ou le tissu osseux mou. Aréolaire, parce qu'il est fait d'aréoles, d'espèces de mailles. Ce tissu, qu'on appelle encore tissu spongieux, existe dans les os longs et dans les os courts. Les os longs sont, par définition, des os dont un diamètre dépasse de beaucoup les deux autres. Le type de ces os longs c'est le fémur, le cubitus, ce sont tous les grands os de l'organisme. Les os courts sont des os qui sont petits en général comme masse, et dont les trois dimensions sont, à peu de chose près, semblables. C'est le type, par exemple, des os du carpe et des os du tarse. Ces os courts sont presque toujours destinés à diviser en petites parcelles une masse osseuse qui doit être avant tout solide, mais souple aussi, et ils sont réunis par des articulations fortes. Deux exemples : d'une part, le groupe des petits os du poignet et du tarse. Dans ces régions, en effet, toute la poussée de la force donnée par la main ou de la masse supportée par le pied, se fait sur ces os, et néanmoins il est important qu'ils aient une souplesse considérable, souplesse qui est parfaite au poignet, car vous savez que le poignet se tourne absolument dans tous les sens avec aisance. Ceci est réalisé par la juxtaposition de ces petites masses osseuses qu'on appelle les os courts. De même au pied.

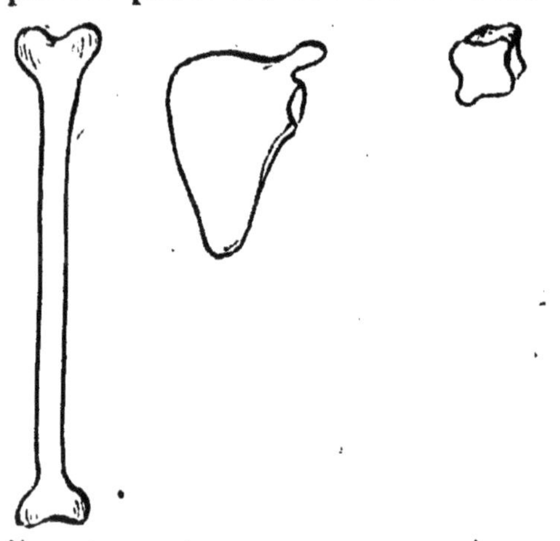

FIG. 21. — LES TROIS TYPES D'OS : LONG, PLAT ET COURT

Un autre exemple dont nous avons parlé un peu longuement tout à l'heure, c'est la colonne vertébrale. Les vertèbres sont des os courts. Là encore, grande masse osseuse dont la solidité est extrêmement importante, mais dont la souplesse est indispensable.

C'est donc aux os courts qu'est donnée cette mission.

Les os courts sont constitués par une couche de tissu dur, et, à l'intérieur, par du tissu spongieux. Les os longs sont constitués de la même manière, mais avec un troisième tissu en plus.

Voilà le schéma de ce que peut être un os plat : deux couches de tissu l'une contre l'autre. Volià ce que peut être un os court : tissu dur, et au milieu, le tissu aréolaire (*fig.* 2).

Quant à l'os long, il est constitué, vous ai-je dit, par une coque de tissu dur, par du tissu spongieux qui est disposé ordinairement à ses extrémités et dont les travées s'engrènent les unes dans les autres des deux côtés et se prolongent en décroissant d'épaisseur dans le corps; mais au milieu de l'os, dans la partie centrale, il y a un troisième type de tissu qui n'existe que dans les os longs, la moelle.

Ainsi résumons-nous : les os sont composés de trois sortes de tissus : le tissu dur, tissu osseux proprement dit, si vous voulez celui qui sert à faire les manches de couteau et tous les objets en os; du tissu spongieux et du tissu médullaire ou de la moelle.

Ces tissus sont répartis de la façon suivante : dans les os plats, rien que du tissu dur; dans les os courts, du tissu dur mêlé de tissu spongieux; enfin, dans les os longs, os complets, du tissu dur au dehors, du tissu spongieux dans la partie longue, et en agglomération assez considérable aux extrémités, une grande cavité logeant la moelle de l'os.

Maintenant vous êtes à même de comprendre l'anatomie générale du corps humain puisque vous en connaissez le squelette, que vous savez comment chaque os s'attache à son voisin par une articulation et que nous avons commencé un peu illogiquement, c'est vrai, mais d'une façon qui était plus facile, plus pratique pour vous, par le vêtement qui habille tout cela, c'est-à-dire par les chairs.

Un membre est donc composé, de la surface à la profondeur, en coupe : par une couche extérieure, la peau, avec son derme et son épiderme; une couche située au-dessous qui est le tissu cellulaire sous-cutané, et une couche épaisse qui est la masse musculaire; enfin, au centre, un os, ordinairement os long, composé de tissu dur, au centre duquel se trouve la moelle. Ajoutez à tout cela de gros vaisseaux circulant dans la profondeur, se divisant en vaisseaux secondaires qui vont dans tous les organes, pénétrant également dans les os, car les os contiennent des vaisseaux; comme les autres parties de l'organisme, ils ont besoin de se refaire, de se régénérer, absolument comme un muscle. Ajoutez des nerfs, et vous saurez très succinctement, mais assez complètement, comment est fait un membre humain.

Au point de vue de la répartition des plaies, je vous signale qu'on a donné très arbitrairement, mais enfin d'une façon assez commode, pour désigner vaguement leur nature, le nom des plaies du premier degré à celles qui n'atteignent que la peau, plaies du second degré à celles qui atteignent le tissu cellulaire, et plaie du troisième degré à celles qui atteignent les organes profonds non osseux, c'est-à-dire les muscles; enfin plaies du quatrième degré aux plaies pénétrantes atteignant soit l'os, aux membres, soit les organes centraux au tronc.

Il ne me reste, pour terminer cette petite causerie, qu'un mot à vous dire, en manière de conclusion pratique, sur la maladie des os, qui pour vous est la principale, parce qu'elle comporte un traitement d'urgence, c'est-à-dire sur les fractures. Je serai extrêmement court. Il me suffira de vous rappeler ce que nous avons dit des signes généraux des accidents survenant aux membres; nous les avons passés en revue à propos de la contusion, de l'entorse, de la luxation. Quelques précisions de plus au sujet des fractures et je vous en aurai assez dit.

Une fracture est donc banalement la plaie d'un os, une solution de continuité d'un os. Vous savez qu'une plaie ou solution de continuité d'un tissu, c'est la même chose.

Une fracture aura comme signe, par conséquent, tout d'abord une solution de continuité dans le membre, par conséquent l'impuissance de ce membre fracturé. Il est clair que si un os unique surtout, l'os du bras, par exemple, est cassé, le bras ne pourra plus se soulever; que l'effort musculaire n'arrivera qu'à soulever le moignon supérieur et que le membre fléchira en un point anormal. De plus, il se produira un symptôme très important dans tous les cas de lésion anatomique : la douleur. Il se produira un gonflement considérable dû à un épanchement de sang ou à de l'œdème, c'est-à-dire à un épanchement séreux autour du foyer du mal. Il pourra se produire enfin, et très rapidement quelquefois, un signe qui a une grosse valeur, c'est-à-dire un bleu considérable qu'on appelle, en langage scientifique, une ecchymose.

Je prends l'occasion de vous répéter que ces signes sont très nets lorsqu'ils sont sur un segment de membre dont l'os est unique, au bras ou à la cuisse; beaucoup moins nets lorsqu'il y a deux os et qu'un seul est cassé, parce que le second fait attelle au premier; beaucoup moins encore lorsque la fracture se trouve au voisinage d'une articulation, ou surtout pénétrant dans l'articulation, parce que les symptômes peuvent se confondre avec ceux d'une entorse grave ou d'une luxation, avec laquelle, du reste, la fracture coexiste quelquefois.

Par conséquent, la conclusion qui s'impose est que, en présence d'un accident violent entraînant les signes généraux des accidents violents, c'est-à-dire impotence ou impuissance fonctionnelle, douleur et déformation du membre, que cette déformation soit due à une luxation, à une fracture entraînant le changement de forme ou due simplement à un gonflement par un épanchement de sang ou par un œdème, votre seul moyen d'action c'est de mettre le membre dans la meilleure position pour que le malade ne souffre pas, et que l'accident ne s'aggrave pas, c'est-à-dire de l'immobiliser.

L'immobilisation est donc une espèce de remède Maître-Jacques que vous devez appliquer dans tous les cas, et vous jugez par là de l'importance que j'attache à ce que vous sachiez parfaitement faire un appareil d'immobilisation, j'y attache d'autant plus d'importance que vous serez presque toujours obligées de faire cet appareil d'immobilisation avec des moyens de fortune et que pour savoir travailler avec des matériaux de fortune, il faut avoir prévu l'emploi qu'on pourra faire de choses qui, d'habitude, ne sont pas faites pour être transformées en appareils chirurgicaux, que ce soient des parapluies, des cannes, ou des pièces de vêtement; il est donc tout à fait indispensable que vous écoutiez parfaitement ce qui va vous être dit de l'immobilisation, et surtout que vous appreniez à improviser des appareils d'immobilisation avec tous les objets que l'on transporte ordinairement avec soi en promenade, en excursion, en voyage, et qui peuvent devenir, le cas échéant, des objets précieux pour immobiliser une fracture ou une luxation.

IV

Fracture ouverte : pansement puis mêmes soins que pour la *fracture fermée :*

I. *Immobilisation :* Étendue aux deux articulations voisines.

Préparer tout ce qui est nécessaire :

Attelles : canne, parapluie, branches d'arbres, carton rigide.

Coussinets : Linge et mousse, ouate, foin.

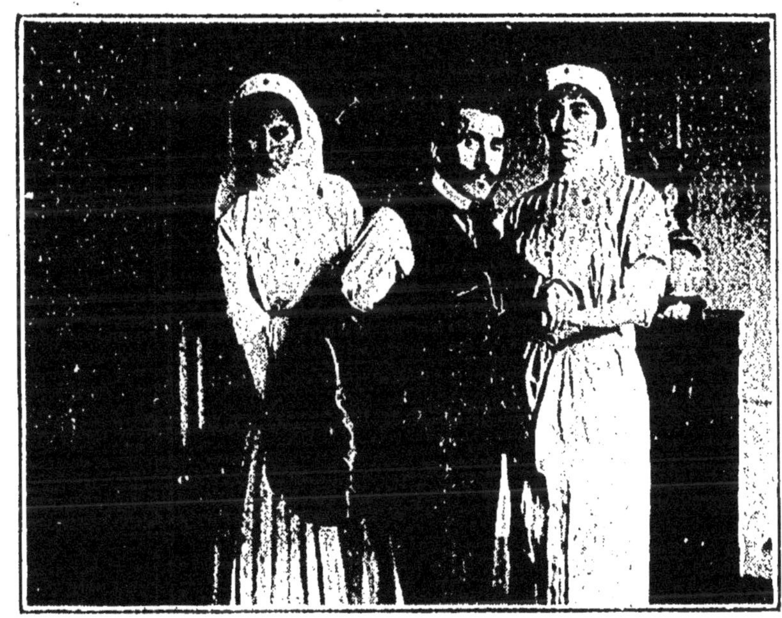

FIG. 22. — COMMENT ON DÉSHABILLE UN MALADE BLESSÉ AU BRAS (LE BRAS SAIN D'ABORD)

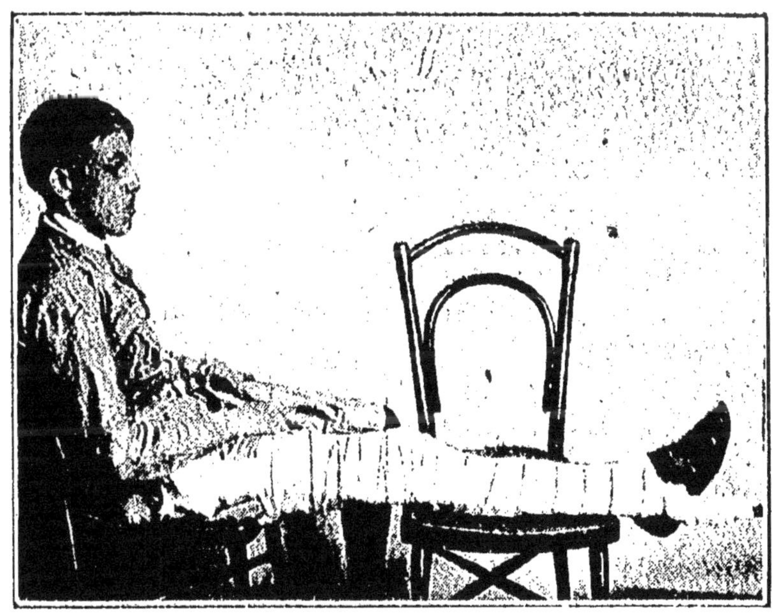

FIG. 23. — IMMOBILISATION DE FORTUNE D'UN MEMBRE FRACTURÉ

Liens : ceintures, cravates, bretelles, jarretelles, rubans, même cordes ou ficelles.

CONFECTION.

VÉRIFICATION :

Soulagement du malade qu'on peut mouvoir.
Pas de points comprimés.
Membre supérieur : suspension par écharpe.

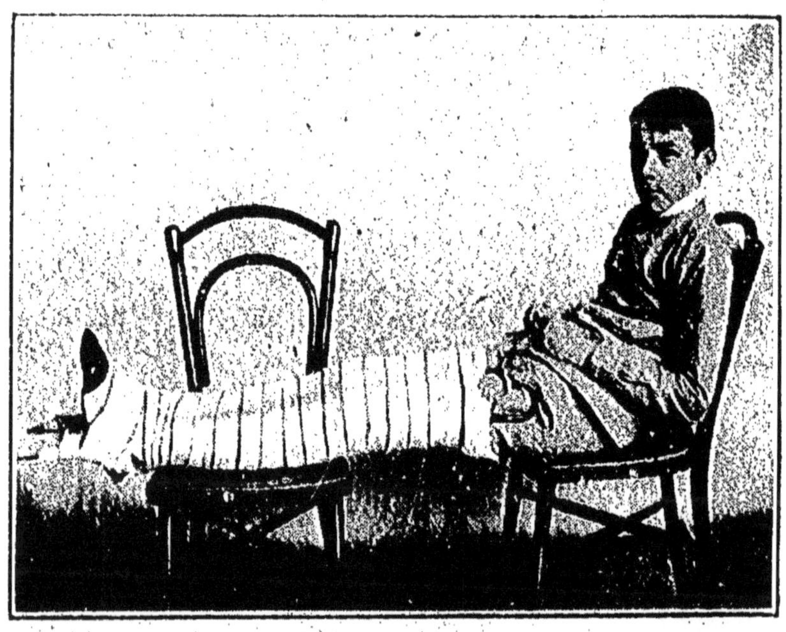

FIG. 24. — IMMOBILISATION DE DEUX MEMBRES ENSEMBLE L'UN FORME ATTELLE A L'AUTRE

Membre inférieur : immobilisation par ligature des deux membres ensemble.

II. *Transport :* notions générales (sera étudié à la leçon VII).

Indiquer dès maintenant l'improvisation d'un brancard, la marche à pas opposés.

III. *Déshabiller et coucher.* Choix, place du lit.

Raffermissement du sommier s'il y a lieu.

V

APPAREIL CIRCULATOIRE
HÉMORRAGIE ET HÉMOSTASE

Nous allons étudier aujourd'hui l'appareil circulatoire.

L'appareil circulatoire est important à connaître, surtout à cause du traitement des hémorragies ; il me paraît utile pour vous d'en avoir une notion générale. Il est intéressant de connaître le mécanisme incessant de la régénération des tissus, d'assister par la pensée au voyage mystérieux du sang portant partout la vie et revenant aux sources se recréer. Ce qui est plus directement pratique, c'est de savoir reconnaître le sens du sang, le type d'une hémorragie et en conclure la conduite à tenir ; ce sont, au fond, les seules conclusions que nous tirerons de cette étude de l'appareil circulatoire que je ferai aussi courte que possible, bien que ce soit un peu difficile.

L'appareil circulatoire est l'ensemble des organes servant à la circulation du sang, c'est-à-dire le cœur et les vaisseaux. C'est cet appareil qui est chargé de promener, au travers de l'organisme, le sang, c'est-à-dire un liquide apte à transporter l'oxygène dans les tissus et à en rapporter les déchets, et, en même temps que l'oxygène et les déchets, à transporter les matériaux nécessaires à la vie. Il est, encore, un agent de lutte contre l'infection.

Vous voyez donc que nous avons, pour connaître

l'appareil circulatoire, deux choses à étudier : d'une part, le cœur qui est l'organe central de la circulation, qui est un moteur chargé d'actionner le courant sanguin et les vaisseaux qui en dépendent; et, d'autre part, le sang et ses fonctions.

Cette seconde partie, je n'ai pas besoin de vous le dire, nous l'étudierons très rapidement, très brièvement, parce que son étude complète prendrait inutilement beaucoup de notre temps. Donc, nous nous appesantirons surtout sur l'appareil circulatoire proprement dit, c'est-à-dire sur le cœur et les vaisseaux, le contenant de l'appareil dont le sang est le contenu.

Le cœur, dont je viens de vous dire la fonction principale, est un muscle creux, chargé de projeter le sang dans les artères, de reprendre le sang usé qui, lui, revient par les veines, et de le régénérer en lui faisant suivre un second cycle circulatoire qui s'appelle la petite circulation.

Commençons tout de suite par étudier le cœur.

Le cœur, vous ai-je dit, est un muscle creux, qui est situé au milieu du thorax, entre les deux poumons. Il repose sur la voûte musculaire du diaphragme, en arrière de l'os sternum et au-dessous de la base du cou, en avant de la colonne vertébrale. Autrement dit, de chaque côté du cœur sont les poumons; en avant le sternum, en arrière la colonne vertébrale et l'œsophage; en bas le diaphragme sur lequel il repose, et en haut le cou, l'orifice du thorax.

Le cœur est situé au milieu de la poitrine, et non pas à gauche, comme on le dit d'habitude, mais tourné la pointe en bas, en avant et à gauche. Il en résulte que lorsque le cœur bat, c'est sa pointe qui vient battre la cage thoracique au-dessous du sein gauche, ce qui fait croire que le cœur est à gauche. Mais, en réalité, vous voyez qu'en perçant la poitrine juste au milieu, on percerait le cœur (*fig. 26*).

La forme générale du cœur semble être définie par son nom même, et pourtant ce n'est pas très exact. Voilà la forme du cœur. Vous voyez que la partie large est située non pas en haut, comme le représente l'image classique des cartes à jouer, mais à droite, en arrière et en haut, tandis que la pointe est en bas, en avant et à gauche.

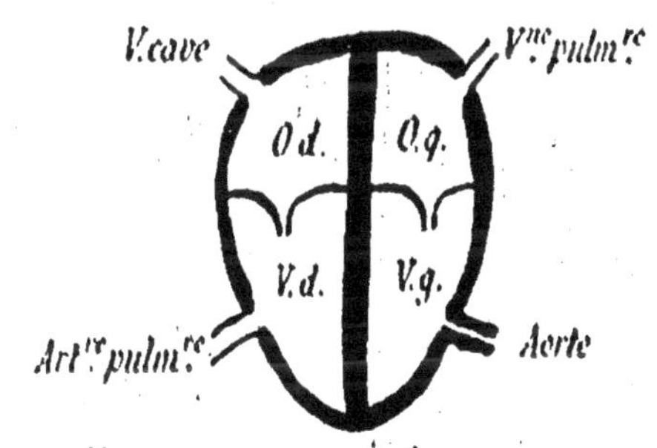

FIG. 25. — SCHÉMA DU CŒUR

Je vous ai dit cela pour situer le cœur une fois pour toutes. Mais maintenant nous allons supposer qu'il est droit, ce sera plus facile pour étudier sa conformation et ses fonctions.

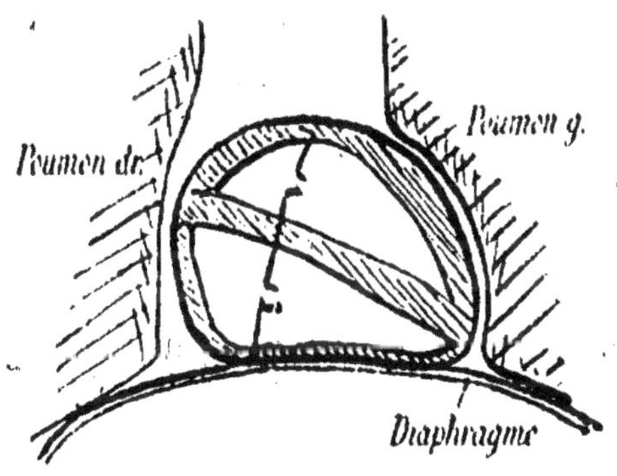

FIG. 26. — SITUATION DU CŒUR

Supposons donc que le cœur ait la forme que je vais dessiner et qu'il soit situé comme ceci (*fig.* 25) :

Le cœur est d'abord divisé en deux parties par une cloison centrale. Il y a donc deux cavités distinctes, une à droite, une autre à gauche. Vous remarquerez, pour la clarté de ce que je vais dire, que ce que j'appelle la droite est à votre gauche, que ce que j'appelle à gauche est à droite, pour la bonne raison que je suppose le cœur dans un corps, par exemple cet écorché, dont la droite est à votre gauche et réciproquement.

De plus, chacune de ces deux cavités latérales est divisée en deux : la cavité inférieure s'appelle un ventricule et la cavité supérieure une oreillette.

Rappelez-vous que tout vaisseau partant du ventricule s'appelle une artère, et que tout vaisseau arrivant à une oreillette s'appelle une veine. Et maintenant vous voici pas mal armées pour comprendre la circulation si vous ajoutez à ces notions celles des dispositifs spéciaux, les valvules, assurant le trajet du sang dans un sens convenable. Nous les décrirons tout à l'heure.

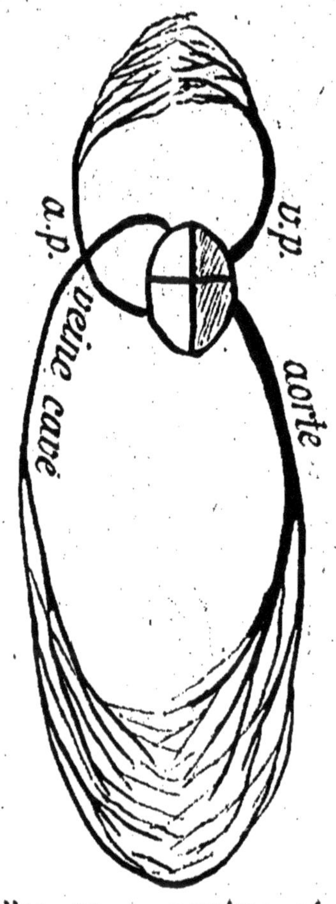

Fig. 27. — Schéma général des deux circulations

Supposons que du sang parte du ventricule gauche; il est logique de débuter ainsi, puisque c'est là que commence la circulation. Ce ventricule gauche a pour artère une grosse artère qui semble partir du haut du cœur, mais qui part en réalité du bas, s'enroule autour du cœur et repasse en arrière en dessinant une courbe qu'on appelle la crosse de l'aorte. Cette aorte descend, après avoir fait cette crosse, le long de la colonne vertébrale et donne tous les vaisseaux distribuant le sang dans tout le corps humain. Elle se divise tout le long de son chemin. Je ne vous citerai pas toutes les divisions, mais je peux vous dire les principales. C'est ainsi que, par exemple, vous la voyez donner dès la crosse deux gros vaisseaux qui se dirigent dans la tête et qui s'appellent les artères carotides; un peu plus loin, la crosse encore donne deux autres gros vaisseaux qui amènent le sang aux deux bras, et, tout à fait en bas, l'aorte se divise en deux autres gros vaisseaux terminaux qui vont chacun à l'un des deux membres inférieurs pour amener le sang dans tous les organes de ces membres. Entre la crosse et cette division, l'aorte distribue des vaisseaux aux poumons, à l'estomac, à la rate, au foie, à tous les organes et appareils de l'organisme en un mot.

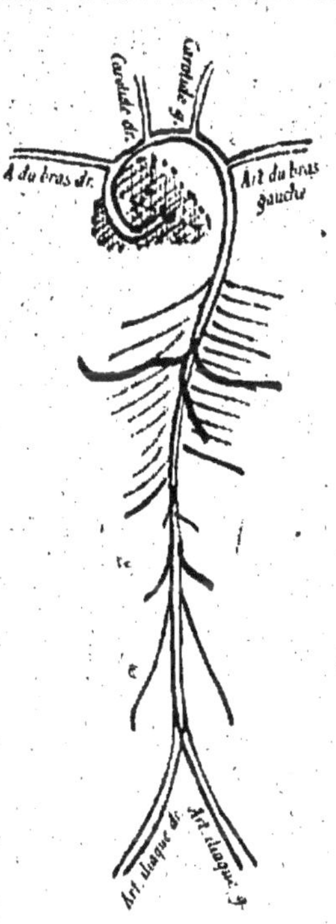

Fig. 28. — Schéma de la distribution artérielle (division de l'aorte)

Donc, tout le sang artériel du corps, sans exception, passe par l'aorte. Vous comprendrez que, pour rendre facile ma description, je suppose réduite à l'unité l'innombrable quantité de vaisseaux qui existent en réalité, et qu'il n'y a qu'un seul gros vaisseau partant du cœur et ne se divisant qu'à son extrémité. Ce vaisseau, l'aorte, descend donc dans le corps et s'y divise en une énorme quantité d'autres vaisseaux. Si l'on développait tout cela, cela ressemblerait assez bien à l'image d'un arbre sortant de terre, donnant des branches, chacune de ces branches d'autres, puis celles-ci d'autres encore, jusqu'à arriver à une quantité de ramilles que vous voyez aux extrémités. On appelle arbre circulatoire, par analogie, la figure schématique que nous venons de décrire. Figurons ceci *(fig. 27)*, et nous arriverons à concevoir que le sang s'est distribué dans tout l'organisme par des vaisseaux de plus en plus fins, de plus en plus petits, qui se nomment successivement l'aorte, puis les artères, puis les artérioles de deuxième, troisième et quatrième grandeur, puis enfin des vaisseaux tout petits, tellement petits qu'on les appelle des vaisseaux capillaires, c'est-à-dire des vaisseaux fins comme des cheveux. En réalité, le mot capillaire n'est pas encore assez expressif car on voit un cheveu, tandis qu'un vaisseau capillaire est trop petit pour être vu. C'est encore beaucoup plus petit qu'un cheveu.

A ce moment, le sang est en contact direct avec les tissus dans lesquels il doit être, parce que la membrane de ces vaisseaux capillaires est tellement fine qu'elle n'est plus un obstacle à l'échange de tous les produits contenus dans le sang avec ceux des tissus et réciproquement.

Ces vaisseaux capillaires, je les figurerai par toute cette série de traits horizontaux.

Quand le sang a donné dans les tissus ce qu'il devait leur donner, quand il a repris ce qu'il devait leur reprendre, les vaisseaux capillaires se rejoignent deux à deux, trois à trois, leur réunion se rejoint avec la réunion d'autres capillaires, et il se recompose en sens inverse un arbre pareil à celui qui s'était formé à la sortie du ventricule gauche. Cet arbre parallèle à l'arbre artériel s'appelle l'arbre veineux, et son tronc principal, la veine cave, vient aboutir, non pas dans le ventricule, — vous savez que ce n'est pas le fait d'une veine — mais dans l'oreille droite. Le sang, à ce moment-là, est usé et demande une régénération.

Ce premier grand trajet s'appelle « la grande circulation ».

De là, le cœur, en se contractant, par le même mouvement de contraction qui envoie le sang dans les artères, verse le sang de ses oreillettes dans les ventricules, autrement dit le sang venant de la veine cave, usé, tombe dans le ventricule droit; et de là, l'artère pulmonaire — c'est le nom de ce vaisseau — conduit le sang dans les poumons par un réseau qui se décompose, puis se recompose dans le poumon, comme les artères faisaient dans l'organisme tout entier, avec cette différence que dans les poumons le sang usé se régénère et que dans le vaisseau (il y a en vérité un groupe de vaisseaux dont je parle comme d'un vaisseau unique) qui est l'aboutissant de tout ce réseau qui arrive dans l'oreillette gauche, la veine pulmonaire (tel est son nom), nous avons du sang rouge et neuf. Ce sang est prêt à être déversé à nouveau dans le ventricule gauche pour refaire un cyle pareil.

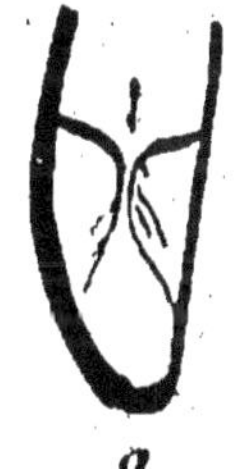

FIG. 29. — VALVULE DU CŒUR

Ce second trajet du sang s'appelle « la petite circulation » ou circulation pulmonaire, ou circulation de régénération.

Le temps mis par un globule du sang parti du ventricule gauche pour faire ces deux révolutions successives est à peu près de vingt minutes. Vous voyez donc que, en vingt minutes, le sang part du ventricule gauche neuf, donne aux tissus tout ce qu'il a de bon, revient au cœur, passe dans les poumons se recharger d'oxygène et revient au cœur neuf, prêt à resservir.

Ce mouvement du cœur ne vous est peut-être pas très clair si je ne vous précise pas un peu la façon dont il se fait.

Entre l'oreillette et le ventricule sont des orifices munis d'espèces de valves, de valvules plutôt (c'est le nom exact qu'on leur donne), qui permettent la circulation du sang du haut en bas, c'est-à-dire de l'oreillette dans le ventricule, mais qui s'appliquent l'une contre l'autre, à la façon des soupapes d'une pompe lorsque le sang cherche à revenir en sens inverse. Imaginez, par exemple, un clapet de ce genre (*fig. 29*). Si le sang passe dans ce sens, il écarte les valves; mais si le sang veut aller de bas en haut, il presse sur la face inférieure des valves, les repousse et ferme l'orifice. Autrement dit, le sens du sang est toujours oreillette-ventricule, et, à moins de maladie, ne peut être jamais dans le sens ventricule-oreillette.

Second point : un dispositif du même ordre ne permet au sang que d'aller dans le sens ventricule-artère, et jamais dans le sens artère-ventricule, c'est-à-dire qu'à l'orifice des artères, il y a d'autres valvules qui empêchent le sang de refluer dans le cœur.

Le sang, une fois chassé dans les artères par une contraction du cœur, est soumis à une force spéciale venant de la nature même des artères, qui sont élastiques. Les artères déploient leur élasticité contre le sang, le chassent dans leur intérieur, aidant ainsi le cœur à faire son ouvrage. Cette élasticité est fort heureuse, mais elle devient malheureuse le jour où une artère est blessée. La gravité des hémorragies artérielles, en effet, est due à ce que l'élasticité de l'artère ne lui permet pas de s'aplatir et de retomber sur elle-même comme une veine. D'autre part, ce qui fait la gravité de l'artério-sclérose à un âge avancé, c'est que cette élasticité a disparu, c'est que l'artère est transformée en une espèce de tube rigide et inextensible, que le travail du cœur s'en trouve par conséquent singulièrement augmenté.

Le sang chemine donc par suite de ces deux forces combinées, force du cœur et force d'élasticité artérielle dans les artères.

Quant aux vaisseaux capillaires et aux veines, ils n'ont pas de force de propulsion propre, et le sang chemine là par suite de la poussée du sang qui vient en arrière. Il en résulte que, sans un dispositif spécial, le sang tendrait à retomber de tout son poids et que, par exemple, dans une colonne de sang aussi haute que celle qui vient de l'extrémité du pied au cœur, puisque le sang est obligé de remonter pour revenir, il y aurait une pression considérable d'un mètre quinze ou un mètre vingt et que les veines seraient constamment forcées. Aussi les veines seulement sont-elles munies de valvules semblables à celles du cœur — pas tout à fait pareilles comme disposition, mais enfin qui ont le même but — et qui sont disposées de telle sorte que le sang peut bien monter mais que, lorsqu'il cherche à redescendre, il gonfle la valvule qui s'oppose à cette descente.

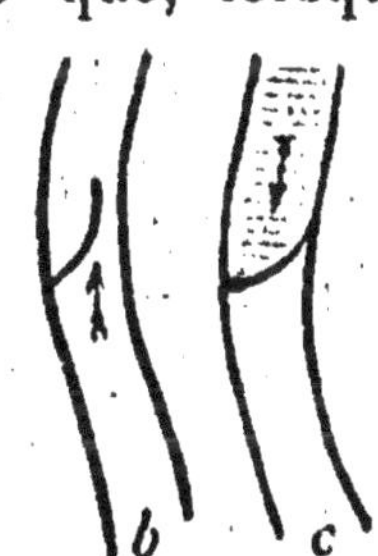

Fig. 30. — Schéma et fonctionnement des valvules veineuses

Si la veine vient à être forcée, si elle grossit, la valvule n'arrive plus à obstruer la veine lorsqu'elle entre en jeu, et la veine se dilate, se dilate indéfiniment, provoquant l'affection qu'on appelle les varices et les troubles secondaires qui aboutissent, surtout dans les classes pauvres et travailleuses, à l'ulcère variqueux.

Je ne vous dis cela que parce qu'on voit beaucoup d'ulcères variqueux et qu'il est intéressant d'en connaître la pathogénie, c'est-à-dire le mode de production utile à connaître pour appliquer intelligemment le bandage spécial dit compressif.

Dans le système de la petite circulation, la pression est moins considérable et le jeu est ordinairement plus facile.

Le cycle circulatoire recommence pour une partie du sang à chaque contraction du cœur, et le cœur se contracte environ soixante-dix à quatre-vingts fois par minute, un peu plus chez l'enfant, plutôt moins chez le vieillard.

Voilà pour la circulation en elle-même. Il nous reste à dire quelques mots du sang.

Le sang est donc le contenu de ce contenant.

Le sang est un liquide rouge vif à l'état neuf, contenu en assez grande abondance dans le corps humain, puisque celui-ci en renferme environ le dixième de son poids, soit environ six litres pour une personne pesant 60 kilogrammes et qui est composé de deux éléments bien distincts : d'une part, un élément liquide qui est le substratum du sang, qui constitue sa substance proprement dite, ce qu'on appelle le sérum sanguin. Cette partie, vous la connaissez d'aspect, au moins toutes celles d'entre vous qui ont vu du sérum antidiphtérique. Le sérum antidiphtérique, c'est du sérum de sang d'animal, du sang de cheval dans l'espèce. C'est un liquide jaunâtre, visqueux, renfermant dissous un certain nombre de produits dont le principal est de l'albumine.

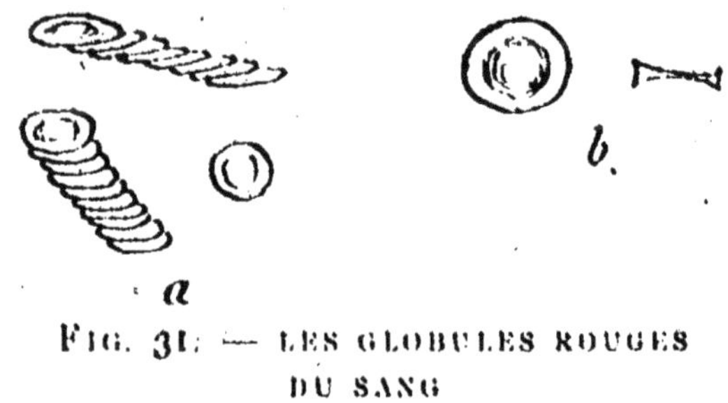

FIG. 31. — LES GLOBULES ROUGES DU SANG

Dans le sérum sont, en suspension, des éléments figurés qui portent le nom de globules du sang et qui sont au nombre de deux espèces très différentes : d'une part des globules rouges, représentés par des espèces de petits disques qui ont, de face et de profil, l'aspect que je dessine ici *(fig. 31)*, infiniment petits, puisqu'ils ont cinq, ou six, ou huit mus, et que le sang en contient cinq millions environ par millimètre cube. Ce sont ces éléments qui donnent au sang sa coloration rouge vif; l'élément qui les colore s'appelle l'hémoglobine ; c'est elle qui a la propriété de fixer l'oxygène, de le transporter dans les tissus, et, inversement, celle de recevoir les gaz de combustion, en particulier l'acide carbonique des tissus, pour le transporter aux poumons qui le rejettent.

Secondement, il y a, dans le sang, d'autres globules

qui s'appellent les globules blancs en raison de leur manque de coloration; ils sont beaucoup moins nombreux puisqu'il n'y en a guère que six mille environ par millimètre cube, mais dont la fonction est absolument primordiale, aussi primordiale que celle des globules rouges. Ces globules sont, en effet, chargés de la lutte contre l'infection et de la réparation des plaies; ils sont, en un mot, destinés à garder intact le corps humain. Ils ont la faculté de se multiplier avec une rapidité inconcevable, à tel point que lorsqu'on a une infection, si minime soit-elle, par exemple lorsqu'on vient de se faire une piqûre infectée, en quelques heures ils peuvent passer de six mille par millimètre cube à dix, douze et quinze mille par millimètre cube. Si vous vous rappelez qu'un millimètre cube est la millième partie d'un centimètre cube qui, lui-même, est la millième partie d'un litre, vous voyez qu'ils peuvent s'accroître de plusieurs milliards en quelques heures.

Ce sont eux qu'on trouve comme agents de la réparation des plaies, ce sont eux dont les cadavres constituent le pus.

Ils sont donc essentiellement bienfaisants. Pourtant leur présence indique qu'il y a infection, puisqu'elle indique aussi qu'il y a lutte.

Voilà les deux éléments principaux du sang. Il ne me reste plus qu'à vous indiquer les variations de couleur du sang.

Je vous ai dit tout à l'heure que le sang, à l'état neuf, est rouge, rouge vif. Il est, de plus, moyennement coagulable; il peut se coaguler par suite de la précipitation, de la transformation en éléments solides des albumines, par coagulation de la fibrine.

Voilà le sang des artères.

Dans les veines, au contraire, où il est usé, il est beaucoup plus foncé de couleur. Il est dit noir, bien qu'il ne soit pas, à proprement parler, noir, mais seulement rouge très foncé. De plus, il se coagule beaucoup plus facilement.

On vous dira tout à l'heure, en vous apprenant à distinguer les différentes espèces d'hémorragies, que la façon dont sort le sang d'une artère et d'une veine est différente, et que vous devez vous baser sur ces caractères variables pour appliquer à une hémorragie tel ou tel traitement, ou plutôt le même traitement appliqué de telle ou telle façon.

Comme je vous le disais tout à l'heure, vous voyez que les notions que je vous ai données sont extrêmement succinctes, mais elles me paraissent suffisantes pour vous permettre de comprendre le mouvement du sang dans l'organisme, et suffisantes, par conséquent, pour arrêter des hémorragies lorsque celles-ci se produisent.

Apprenez bien les moyens d'hémostase que l'on va vous enseigner, je vous le recommande tout particulièrement, c'est une chose sur laquelle j'insiste beaucoup parce que les hémorragies sont des accidents très brusques, dont la gravité est immédiate, et sur lesquels vous pouvez tout si vous agissez vite et bien. Je ne manque jamais de répéter non plus que vous ne serez pas absolument de sang-froid quand vous aurez à appliquer les connaissances qu'on va vous donner et qu'en prévision du trouble qu'apporte avec lui un écoulement de sang quand on n'est pas habitué à sa vue, j'exige que les notions que vous devrez mettre en pratique soient inscrites dans votre mémoire avec une netteté parfaite. C'est en vain qu'à défaut de cette netteté vous voudrez agir utilement quand l'occasion s'en présentera.

V

Caractères des hémorrhagies :

a) Artérielle..	Sang rouge vif. Issue par jets saccadés.
b) Veineuse...	Sang noir. Issue par jet régulier.
c) Capillaire..	Sang de couleur intermédiaire. Sortie en nappe.

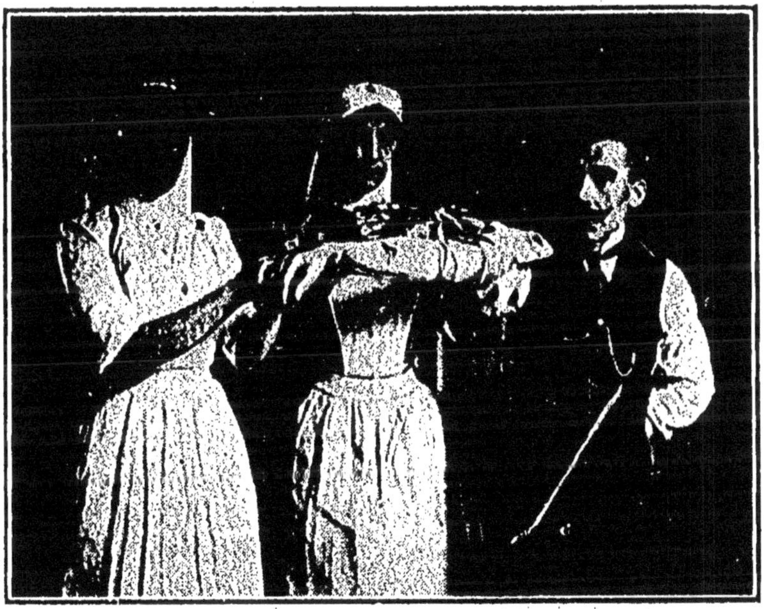

FIG. 32. — APPLICATION DU GARROT

L'hémostase : définition.

Moyens :

a) Compression directe : { digitale. / par un pansement.

b) Compression indirecte : 1° pansement, cravate de Mayor.
2° Garrot, tourniquet.

Le garrot ne peut être laissé indéfiniment ; le lever de temps en temps s'il doit rester longtemps et aussi pour s'assurer s'il peut être supprimé.

Ne pas négliger le moral du malade.

Saignement de nez :

Les petits moyens.
Antipyrine.
Eau oxygénée.
Ce qu'il ne faut pas employer : perchlorure de fer.

Crachements de sang :

Silence et repos.
Sucer de la glace.
Eau acidulée.
Préparation d'un litre de sérum.

Soins à un malade ayant eu une hémorrhagie très *abondante, compression-suspension.*

VI

SYNCOPE ET ASPHYXIE

Qu'est-ce que la syncope? La syncope est un arrêt momentané du cœur et de la respiration. Fréquemment on entend parler de syncope, vous avez déjà vu des personnes ayant des syncopes, mais ce ne sont que des débuts de syncope. Pour se rendre compte de ce qu'est une syncope, il faut vous apprendre ce qui constitue essentiellement cet accident.

Les causes de la syncope doivent d'abord être connues : tout mauvais fonctionnement d'un des organes du corps humain est capable de la provoquer; mais parmi les causes de syncope, une des plus courantes, c'est le mauvais air, la mauvaise atmosphère dans laquelle on se trouve, par exemple dans des salles encombrées de monde, des salles trop chauffées; ce sont des atmosphères plus ou moins irrespirables de salle de concert ou de spectacle, des atmosphères nauséabondes, d'usines ou des endroits où des gaz méphitiques s'échappent, au voisinage de certains marais ou encore dans des égouts, dans certaines fabriques de produits chimiques, enfin partout où l'atmosphère est viciée.

A côté de ces causes extérieures, il y a des causes tenant à la personne malade : ces causes sont principalement la fatigue, une mauvaise digestion, des troubles circulatoires quelconques survenant accidentellement; des causes morales, ennuis d'affaires, surmenage cérébral, chagrin, joie trop vive même. Enfin, en plus de ces causes accidentelles et personnelles, nous devons ranger les causes résultant d'un état maladif du cœur, d'un état maladif du poumon ou du foie et, dominant tout cela, une cause physique fréquente, les douleurs intenses.

Lorsqu'une personne se trouve dans les conditions pour avoir une syncope, cette syncope peut se manifester de deux façons : le premier type de syncope, le plus fréquent, c'est celui dans lequel la figure pâlit, les lèvres blanchissent, l'œil devient terne, la respiration irrégulière, suspirieuse ou, au contraire, fréquente et superficielle, en même temps que les idées se brouillent, que le regard s'obscurcit et que des bourdonnements se font entendre dans l'oreille. Les sensations subjectives qui accompagnent cet état sont encore des sensations d'étouffement et la disparition progressive de la conscience et de la sensibilité.

La syncope complète est établie quand, le cœur ayant cessé de battre et la respiration s'étant arrêtée, le sujet est en résolution musculaire et se laisse aller; cette résolution musculaire, du reste, survient souvent avant que la syncope ne soit complètement établie. Ce type de syncope est appelé *syncope blanche,* parce que la coloration de la face a tendance à diminuer et, à s'effacer.

Un autre type de syncope est la syncope dite *syncope bleue*. Celle-là se rencontre surtout chez les vieillards congestifs ou chez les personnes congestives, dans le cas par exemple d'exposition au soleil ou à la chaleur; en été, c'est la syncope du coup de soleil, c'est aussi la syncope de la congestion cérébrale. Dans ce cas le début est ordinairement assez subit, bien que cette règle ne soit pas absolue : la coloration de la face augmente singulièrement au lieu de diminuer; elle devient rouge, puis bleue, les lèvres sont absolument ardoise, les pommettes rouges violacées, les yeux injectés, le cou gonflé, le malade ressent une sensation d'étouffement et porte souvent la main à sa gorge; la respiration devient haletante, entrecoupée, plus ou moins irrégulière et le reste des symptômes est à peu près comme dans la syncope blanche, avec cette différence toutefois qu'une certaine exaltation cérébrale, des contractures musculaires peuvent précéder souvent la résolution complète.

La syncope ordinaire, celle que vous connaissez plutôt, l'état que vous qualifiez de syncope n'est que le début de l'une ou l'autre de ces deux syncopes complètes. Très ordinairement dans le cas de syncope, l'état syncopal ne devient pas complet parce qu'on intervient immédiatement ou parce que la cause ne se prolonge pas. Fréquemment vous avez vu auprès de vous, par exemple dans une fête ayant un peu ému la personne qui y assiste, ou à la suite d'un déjeuner plus copieux que d'habitude, ou de fatigues prolongées, quelqu'un qui, subitement, perd connaissance et tombe. Prenez son pouls; il existe encore, il est petit, mal battu et pourtant le cœur ne s'est pas arrêté, la respiration non plus ne s'arrête pas complètement et le seul fait de la chute, adoucie ou non par des personnes secourables, fait que la syncope ne s'accentue pas, qu'elle ne devient pas complète; mais supposez que les phénomènes continuent, la syncope se compléterait.

La syncope est, en soi, toujours une chose assez grave puisque c'est l'arrêt des deux fonctions les plus importantes de l'économie humaine. Un certain nombre de syncopes, pourtant, n'ont aucune gravité parce qu'elles n'ont de tendance ni à se compléter, ni à durer; néanmoins, il est bon de savoir faire ce qui est nécessaire pour soigner une personne en état de syncope.

I. — Que devez-vous faire en cas de syncope? quelle est la conduite à tenir? Il y a une différence entre les deux cas dont je vous ai donné la description. Lorsqu'on se trouve en présence d'une syncope blanche, comme moyen mnémotechnique, supposons qu'elle soit due à l'anémie du cerveau, la règle absolue c'est d'*étendre* la personne malade. Dans le cas de syncope bleue, étendez le malade, mais en ayant soin de relever le buste et la tête par des coussins ou des oreillers. Nous supposerons, en effet, au contraire de ce que nous avons dit de la syncope blanche, que la syncope bleue est due à une congestion cérébrale; il va donc de soi que tout en reposant le sujet et en facilitant les mouvements du cœur qui paraît ne plus pouvoir faire sa besogne, on doit aider la descente du sang.

II. — La seconde chose est de *dévêtir* une personne qui a une syncope et, par dévêtir, j'entends surtout desserrer le cou et la taille. Il ne s'agit pas d'enlever les chaussures, qui n'ont aucune importance, ou d'enlever le chapeau; c'est le cou et la taille, c'est-à-dire les deux points les plus maintenus par les vêtements et où, par conséquent, le fonctionnement respiratoire et, comme conséquence, le fonctionnement cardiaque sont plus ou moins gênés. Ce n'est pas toujours très commode; lorsqu'on a des difficultés en cas de syncope menaçant d'être grave, il ne faut pas trop s'attarder à chercher les agrafes; au besoin, faites sauter le vêtement, plutôt que de vous acharner à vouloir l'enlever correctement. Il est très important que la taille soit entièrement dégagée et vous ne pourrez y arriver que si le corset ne serre plus la taille; donc, en cas de difficulté pour desserrer un corset, d'un coup de ciseau ou de canif, tranchez les lacets, puis après vous être assurées que les vêtements sont bien libres, commencez le traitement effectif de la syncope. Je m'empresse de dire que le seul fait d'étendre et de dégager un malade suffit bien souvent : celui-ci commence à respirer, à ouvrir les yeux. Pourtant il faut envisager l'hypothèse où cela ne suffit pas. En tout cas, je vous recommande instamment d'empêcher qu'on se groupe autour du malade atteint de syncope et qu'on lui enlève le peu d'air qui lui reste. C'est un mouvement instinctif dans une société un peu nombreuse, quand une personne tombe en syncope, d'entourer le syncopé : il en résulte une atmosphère où le malheureux achève d'étouffer. Il faut que quelqu'un ait une autorité suffisante pour écarter tout le monde, sauf une ou deux personnes compétentes ayant leur pleine présence d'esprit, puis, immédiatement, employer des moyens pour faire revenir le malade à lui.

III. — On fait revenir un malade à soi *en excitant* l'une ou l'autre de ses fonctions. Les fonctions sont, en effet, solidaires les unes des autres, et il est rare que l'une d'elles ne soit ravivée sans que les autres suivent. Donc, en cherchant à provoquer soit une respiration, soit un mouvement du cœur, il est bien rare que les autres fonctions ne reprennent pas.

Pour cela vous avez mille moyens et je commence par les plus connus de vous et qui ne sont pas à dédaigner. Ce sont : l'affusion d'eau sur la figure, la respiration de sels, des sels qui se trouvent dans vos nécessaires ou dans des flacons de poche, la respiration d'ammoniaque, de vinaigre, d'un coton ou d'un mouchoir imprégné d'eau de Cologne. Mais cela peut ne pas suffire encore; dans ce cas, ayez recours à l'excitation des autres sens; le sens de l'odorat est peut-être le plus facile à exciter, c'est lui qu'on cherchait à réveiller en promenant sous le nez des sels, de l'éther, de l'ammoniaque ou un médicament du même genre. On peut arriver au même résultat d'une façon plus brutale, bien que facile à réaliser en faisant rapidement un petit rouleau de papier et en l'introduisant dans la narine du malade; il s'ensuit un éternuement, c'est-à-dire une espèce d'expiration brusque, violente, qui, vidant brusquement une partie du contenu de la cage thoracique, ramène les mouvements de la respiration, puis du cœur. On peut encore promener au fond de la gorge une plume ou une allumette de papier, de façon à provoquer ce hoquet qui précède le vomissement et qui aura le même effet, en faisant contracter le diaphragme, de ramener les mouvements respiratoires. On peut aussi produire l'excitation extérieure en giflant le malade assez vigoureusement, sans toutefois lui faire du mal. Il ne s'agit pas qu'il ait une fracture de la mâchoire en se réveillant, et si j'insiste c'est que souvent en traitant les malades on oublie que ce sont des gens qui pâtiront après le retour de la syncope et quelquefois on agit d'une façon trop violente. On pourra encore exciter la peau, soit en pinçant, ce qui peut être un moyen très bon, soit en appliquant ce qu'on a appelé le marteau de Mayor. Mayor était un médecin qui a imaginé une écharpe qu'o vous apprendra et qui avait trouvé ce petit moyen très simple de plonger un marteau en métal dans l'eau bouillante, de l'envelopper d'étoffe, puis de l'appliquer sur la région du cœur; il s'ensuit une excitation violente qui fait repartir les battements du cœur.

Un autre moyen consiste, le malade ayant la poitrine largement découverte, à laisser tomber sur sa poitrine, alternativement, un peu d'eau chaude et d'éther; l'éther, comme on le sait, en s'évaporant produit un refroidissement intense, l'eau chaude, au contraire, produit une impression complètement différente et l'alternance de ces deux sensations réveille souvent les mouvements respiratoires. D'autres moyens consistent encore à faire des frictions vives avec un chiffon imbibé d'eau de Cologne ou d'essence de Fioravanti sur la poitrine et les jambes.

Une des choses qu'il ne faut jamais négliger de faire en cas de syncope bleue, c'est d'appliquer sur les jambes des sinapismes; n'oubliez pas que le sinapisme n'a presque jamais d'inconvénients et il y en a souvent beaucoup à omettre cette précaution. Pour ce faire, on prend des sinapismes d'une boîte de Rigollot par exemple, on les trempe dans l'eau froidé ou tiède, ce qui vaut beaucoup mieux que l'eau chaude, on applique un sinapisme sur la jambe, on en applique un second, un troisième, un quatrième et lorsqu'on voit que la peau commence à rougir, c'est-à-dire au bout de cinq à six minutes, on change le sinapisme de place et on le met dans un endroit voisin, de façon à produire une révulsion intense sur les membres inférieurs. Il se produit alors un double effet : dérivation du sang de la tête aux pieds et excitation par les sensations désagréables que produit le sinapisme et qui réveillent le malade. Lorsque celui-ci commence à agir, il cherche à se gratter les jambes, à enlever le sinapisme : c'est le signe que la syncope est terminée et il n'y a qu'à s'en réjouir.

Il y a mille autres moyens encore de faire revenir un malade d'une syncope et qu'on peut essayer rapidement avant d'arriver aux moyens plus énergiques : la respiration artificielle et les tractions de la langue. Je veux vous signaler une chose à ne pas faire : ordinairement quand quelqu'un tombe en syncope dans la rue, vous voyez presque toujours qu'on le conduit dans un café ou dans une pharmacie et qu'on lui fait ingurgiter un verre de cordial ou de vulnéraire; le cordial n'a rien de mauvais en soi, mais il peut se produire deux choses : la première, c'est la plus ordinaire, c'est que le malade ait une indigestion terrible après, parce qu'il n'est pas à même de digérer; et, second accident plus ennuyeux, c'est que le malade étant complètement en syncope ne fasse pas les mouvements pour déglutir et que le verre d'alcool passe tout entier dans ses bronches. Il aura, par la suite, des sensations cuisantes qui lui rappelleront qu'il a eu une syncope et qu'il a été traité maladroitement. On ne doit pas faire boire quelqu'un qui est en syncope. Quand nous avalons de travers, pour employer l'expression courante, ce qui est un petit mouvement maladroit dans lequel notre épiglotte ne se rabat pas à temps sur le larynx et qu'une partie du liquide est tombée dans la trachée, pour quelques gouttes d'eau ou une mie de pain égarées dans la trachée, nous avons une crise de toux qui peut durer quelques minutes et même jusqu'à un quart d'heure. Imaginez d'après cela l'état d'un malade à qui on a versé un petit verre d'alcool fort dans les bronches! sans compter que cela peut ne pas être sans danger.

Tous ces moyens que je viens de vous indiquer ici pour ranimer le malade, moyens médicamenteux, moyens physiques de plusieurs sortes, doivent être employés extrêmement rapidement. Si cela ne suffit pas, il faut immédiatement passer à quelque chose de plus actif, de plus énergique et ne pas attendre que la syncope soit devenue une syncope grave. Or, ce moyen à employer est la respiration artificielle. Il importe de savoir faire parfaitement la respiration artificielle; ce n'est pas une chose difficile, mais elle demande à être bien faite pour aboutir à un résultat utile.

La respiration artificielle doit se faire le malade étant couché, étendu commodément, c'est-à-dire étendu de préférence, si on le peut, sur une table qui soit à la hauteur de la personne qui fait la respiration artificielle, sinon par terre; dans ce cas, l'opérateur se met à genoux. Le malade sera bien dévêtu comme je vous disais tout à l'heure, surtout parfaitement desserré au cou et à la taille. Ceci fait, la personne qui opère doit se placer à la droite ou à la gauche de son malade, selon sa convenance, ou bien en arrière de sa tête, prendre les coudes du malade dans ses mains et, dans un premier temps, les appuyer vigoureusement sur la poitrine du patient, puis les relever en leur faisant décrire un cercle aussi grand que possible, les porter en élévation presque jusqu'à ce que les deux coudes se touchent au-dessus de la tête, les bras étant placés aussi haut que possible; dans ce mouvement, les muscles qui s'attachent aux bras d'une part, à la poitrine de l'autre, sont tirés et il en résulte une dilatation de la cage thoracique que l'on comprime ensuite de façon à exprimer l'air que le mouvement d'élévation a fait entrer dans ladite cage thoracique. On recommence lentement et posément cette opération, à raison de seize à vingt fois par minute, pas plus; l'opération peut être faite par une ou deux personnes. Lorsqu'on est plusieurs à soigner un syncopé, on peut, si l'on est très fort, pratiquer la respiration artificielle seul, pas très longtemps, puis confier l'opération à la personne qui vous assiste, en alternant ainsi toutes les deux ou trois minutes; on peut encore prendre chacun un bras et faire ensemble la respiration artificielle, l'une des deux personnes comptant et donnant le mouvement à l'autre de façon à ce que le mouvement d'élévation et le mouvement d'abaissement des bras se fassent bien en même temps pour chaque personne et que les effets soient amplifiés au maximum. Il faut savoir que c'est un exercice extrêmement fatigant; c'est pour cela que je conseille soit de se rechanger, soit de faire la respiration artificielle à deux. Il faut savoir aussi que si le mouvement est fait trop vite, c'est-à-dire plus vite que le rythme respiratoire normal, le sujet n'en profite pas pleinement : la poitrine n'a pas le temps de s'emplir et de se vider. Or, ce qu'on cherche à produire, ce sont des mouvements alternatifs qui aspirent du sang et en même temps de l'air extérieur permettant au sang de se charger de ce que cet air extérieur a de bon.

Une autre chose à savoir, c'est que souvent la respiration artificielle est rendue inutile parce que la langue du sujet tombe au fond de la gorge et l'obstrue. J'ai déjà eu l'occasion de vous parler de la conformation de la gorge; je vous la rappelle brièvement. Si la langue n'est pas tenue par la tonicité normale des muscles, comme il arrive dans la syncope, le sujet étant couché elle tombe au fond de la gorge, et l'orifice glottique, l'orifice pharyngé sont obstrués; par conséquent, la colonne d'air que vous cherchez à faire entrer dans le poumon et à en faire sortir, ne pourra pas faire le va-et-vient que vous voulez établir. C'est ce qui a donné lieu à la traction rythmée de la langue. Laborde, qui avait obtenu de bons résultats de la traction rythmée de la langue, ne les avait obtenus que parce que cette traction débouchait l'orifice pharyngé. En réalité la traction rythmée de la langue a des inconvénients suffisants pour que, chaque année, lorsque je parle de la syncope, je recommande de s'abstenir de cette opération en même temps qu'on fait la respiration artificielle. Cela gêne les personnes qui font la respiration artificielle et celle-ci n'est plus bien faite; il vaut mieux bien faire l'une des deux que mal faire les deux. Voilà déjà une raison. Une seconde raison qui a bien sa valeur, c'est que, lorsqu'on est ému par une syncope, on est nerveux et on exerce sur la langue des tractions violentes qui ont pour résultat l'arrachement des piliers du voile, des déchirures de la langue et une foule d'inconvénients qui mettent un mois à disparaître, non sans souffrance pour le malade. Il suffit, pour profiter pleinement de la méthode de Laborde, de tirer la langue au dehors et pour cela, comme d'ailleurs pour la respiration artificielle, il y a plusieurs moyens : le premier, c'est de saisir la langue avec un mouchoir, car la langue glisserait entre les doigts, et de la tenir au dehors, mais alors l'inconvénient serait le même que pour la traction rythmée de la langue, c'est-à-dire que la personne qui tiendrait la langue gênerait celles qui font la respiration artificielle. Laborde avait inventé une pince pour tenir la langue, mais vous ne l'aurez pas à votre disposition la plupart du temps. Il y a une chose que vous aurez plus facilement : c'est une aiguillée de fil. N'hésitez pas à la passer dans la langue et attachez le fil autour d'une oreille ou tenez-la à distance; voilà un aide tout trouvé et le malade ne se doutera pas qu'il a eu la langue percée; aucune douleur n'est à craindre au réveil. Je ne dis pas que si vous faisiez des expériences sur vous éveillée, vous ne sentiriez pas la piqûre, mais la langue ayant été fortement piquée, même par une grosse aiguille, une aiguille à repriser, il ne reste pas de traces après, si l'on n'a pas exercé de tractions violentes sur la langue. Cette précaution d'attacher la langue une fois prise, procédez à la respiration artificielle, consciencieusement. Combien de temps? Quelquefois une ou deux minutes suffisent; quelquefois cinq minutes, quelquefois dix et quelquefois aussi il en faut davantage : un quart d'heure, vingt minutes, une demi-heure. A ce moment-là, vous serez bien fatiguées et vous aurez la tentation de faire ce qu'on fait quand on a pas d'expérience de ces choses-là, c'est d'abandonner; eh bien ! tant que vous aurez des forces, n'abandonnez pas. Je cite tous les ans le cas d'un petit bonhomme qui m'est arrivé avec le croup dans un hôpital où je me trouvais. L'enfant ne respirant plus, nous avons fait de la respiration artificielle pendant trente ou trente-cinq minutes à deux; à ce moment-là nous nous interrogions pour savoir si nous allions cesser; nous avons décidé de continuer et à la deuxième ou troisième minute, le jeune malade est arrivé à respirer. C'est un splendide garçon maintenant, mais sa vie a dépendu de cette minute où nous avons pris la décision de continuer encore un peu. Il y avait trente-cinq minutes qu'il ne respirait plus.

Donc, il faut faire de la respiration tant qu'on peut

et ne pas se décourager si durant les premières minutes la respiration ne recommence pas.

Lorsqu'il s'agit d'un noyé, c'est également une syncope que vous avez à soigner. En somme et bien qu'il s'agisse autant d'une asphyxie que d'une syncope, j'étudie le traitement des noyés en même temps que celui des syncopés, parce que la respiration artificielle en fait les principaux frais.

Chez un noyé, la première chose à faire consiste dans l'évacuation de l'eau qu'il a avalée. Pour cela, il y a plusieurs moyens, dont le premier, le plus simple, est de suspendre un moment le noyé la tête en bas. Un noyé avale un volume d'eau considérable, jusqu'à trois, quatre, cinq, six litres, et la première chose qu'il faut faire est de le vider absolument comme une outre; une grande quantité d'eau s'écoule et il est compréhensible que tant que toute cette eau aurait été dans les poumons, vous auriez pu faire de la respiration artificielle en pure perte. Donc, suspendre un moment le noyé, sinon les pieds en l'air, du moins la tête plus basse que les pieds et exercer sur le thorax, d'abord, sur l'abdomen ensuite des pressions douces de façon à ce que toute l'eau contenue ait tendance à sortir au dehors.

Mettre ensuite le malade dans une position telle que la tête soit plus basse que les pieds, et, autant que possible, faire la respiration artificielle dans cette position, ce qui permet d'abord au reste de l'eau de s'évacuer par la simple pesanteur et aussi par suite des mouvements respiratoires artificiels que produisent les manœuvres auxquelles vous vous livrez sur lui. Pour les noyés peut-être plus encore que pour les syncopés, il faut avoir une patience considérable et faire la respiration artificielle pendant fort longtemps.

En plus de la syncope, il y a à soigner chez le noyé le refroidissement. Il ne faut pas oublier, pendant qu'une ou deux personnes font la respiration artificielle, de commander des boules d'eau chaude, des couvertures chauffées, de faire procéder à des frictions; en somme, réchauffer le malade par tous les moyens possibles et imaginables. Je vous répète aussi, pour les noyés comme pour les syncopés, de ne les pas faire boire, c'est inutile, ils viennent d'avaler suffisamment d'eau pour avoir un estomac dans des conditions telles qu'il leur soit impossible d'avaler quoi que ce soit : donner des médicaments par la bouche à un noyé, c'est une folie.

J'ai encore à vous parler des asphyxiés; mais il me suffira de vous dire la différence qu'il y a entre une personne en état de syncope et une personne en état d'asphyxie. Il n'y en a pas si nous considérons l'état de syncope, attendu qu'un asphyxié est, la plupart du temps, en état de syncope. La syncope peut être le résultat de l'état d'asphyxie, mais l'asphyxie est surajoutée à l'état de syncope. L'asphyxie résulte avant tout de l'impossibilité dans laquelle est le sang de se régénérer. L'asphyxie survient soit parce que l'air respiré par le patient était incapable d'entretenir la vie, comme par exemple l'air des mines, l'air des égouts, les gaz méphitiques, soit encore parce qu'il y avait un obstacle s'opposant à l'introduction de l'air dans le poumon comme cela se passe pour un noyé; l'eau fait un obstacle entre l'air et le poumon; le mécanisme d'obstruction est le même chez les enfants qui ont le croup, c'est-à-dire chez les enfants dont le larynx est encombré de fausses membranes et obstrué par ces fausses membranes.

Une autre cause d'asphyxie, ce sont les asphyxies produites par des maladies, où le poumon est devenu impuissant à profiter de l'air que les bronches amènent jusqu'à lui (congestion, pneumonie, bronchite capillaire).

Donc, il y a trois classes générales de causes d'asphyxie : 1° soit causes extérieures : l'air est vicié; soit

2° impossibilité pour l'air de pénétrer dans les bronches ou dans les poumons, soit 3° impossibilité pour le poumon de se servir de l'air qui lui est fourni. La suffocation est naturellement une variété de l'asphyxie, c'est une cause externe, soit que la suffocation ait une origine criminelle, le malade ayant été bâillonné, soit qu'elle ait été produite par un éboulement de terre, par exemple pour les mineurs, les ouvriers terrassiers ou autres. Lorsqu'on se trouve en présence d'une personne asphyxiée, la première chose à faire, si l'on peut, est de supprimer la cause d'asphyxie, naturellement; il va de soi que je ne vous parle en ce moment que de la cause d'asphyxie la plus fréquente, et celle que vous rencontrerez le plus souvent, celle dans laquelle l'atmosphère d'une pièce est viciée. Le type le plus fréquent d'asphyxie se rencontre dans les blanchisseries de campagne où le moyen de chauffage des fers est le vulgaire réchaud à charbon. Tout l'été on travaille les fenêtres ouvertes et aucun accident ne survient; mais dès les premiers froids de l'automne, on ferme les fenêtres et il en résulte une accumulation d'acide carbonique. On viendra vous trouver parce que votre femme de chambre, votre lingère, viendra d'avoir une syncope; vous vous rendrez compte en entrant dans la pièce que l'air est irrespirable; en tout cas, même si vous hésitez entre une syncope ou une asphyxie, la première chose à faire est d'ouvrir les fenêtres, c'est-à-dire changer l'air. S'il s'agit d'une simple asphyxie par l'acide carbonique, l'ouverture de la fenêtre ou le transport de la malade à l'extérieur de la pièce (ce qui est de beaucoup préférable), suffira à faire cesser l'asphyxie. Il y a un gaz plus méchant que l'acide carbonique, celui qui se dégage des fourneaux qui fonctionnent mal, des calorifères fissurés : c'est l'oxyde de carbone. L'oxyde de carbone a le gros inconvénient de ne pas produire un malaise immédiatement; il s'accumule dans le sang et, au lieu de s'éliminer dès que la production du gaz cesse, il s'emmagasine. Une syncope par l'oxyde de carbone peut résulter de vingt petites intoxications additionnées, tandis que les intoxications par l'acide carbonique se produisent tout de suite ou ne se produisent pas. Si on sort de la pièce où il y a de l'acide carbonique, on vide ses poumons, tandis que pour l'oxyde de carbone, la dose qui a été absorbée le jour s'ajoute dans le sang à la dose de la veille. De même, l'asphyxie produite par l'acide carbonique se guérit vite, tandis que celle produite par l'oxyde de carbone se prolonge longtemps, occasionnant des anémies graves et persistantes; elle demande une convalescence de plusieurs mois ou au moins de plusieurs semaines.

Les symptômes de l'asphyxie sont ordinairement ceux que je vous ai indiqués pour la syncope : le traitement est celui de la syncope. Aussi je n'insisterai pas davantage. Retenez seulement que la syncope domine l'asphyxie, la suffocation, la noyade.

Il y a une autre classe de gens à qui vous pourrez être appelées à donner vos soins, ce sont les pendus; le traitement est le même que pour les asphyxiés. La première chose à faire, ai-je besoin de vous le dire? c'est naturellement de couper la corde!

VI

Déshabiller :

Desserrer le cou.
La taille.

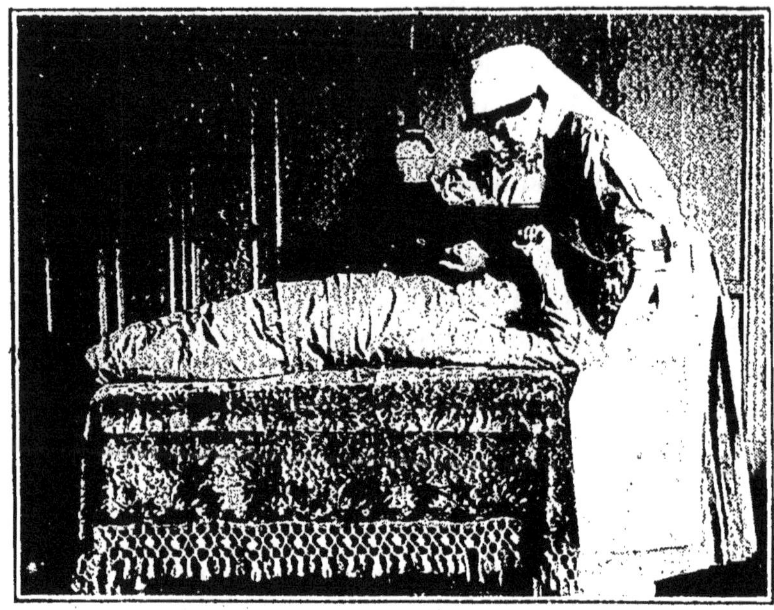

FIG. 33. — RESPIRATION ARTIFICIELLE (TEMPS D'ÉLÉVATION)

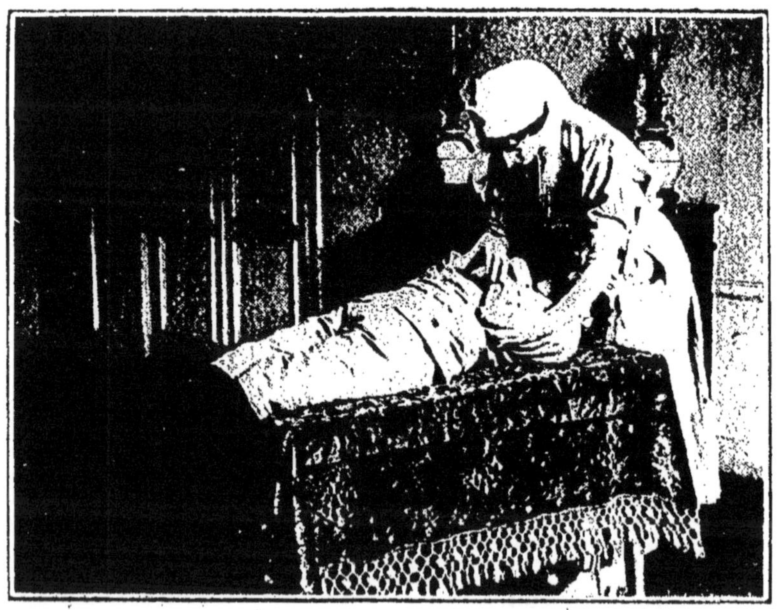

FIG 34. — RESPIRATION ARTIFICIELLE (TEMPS DE COMPRESSION)

Mettre le malade à l'air :

Ouvrir les fenêtres ou faire de la place autour de lui ou le transporter ailleurs.

Étendre en bonne position :

Syncope bleue ou blanche.
Noyé.

Respiration artificielle :

1° Élévation, repos.
2° Abaissement, repos.
Maintien de la langue *sans traction.*
Durée.

Soins spéciaux à un noyé :

Évacuation de l'eau.
Réchauffement.
Respiration artificielle.

Soins spéciaux en cas d'asphyxie :

Donner de l'air, faire respirer de l'oxygène.
Mêmes soins ensuite qu'en cas de syncope.
Préparation d'une piqûre hypodermique.

VII

APPAREIL DIGESTIF
ET DIGESTION

Tout être vivant s'use et a besoin de se réparer. Étudier les fonctions de la nutrition, c'est donc étudier les phénomènes d'usure et de réparation de l'organisme caractérisés par un échange de matières. C'est cet ensemble de questions complexes que vous avez déjà vues, je crois, quand il s'est agi des échanges qui se font par l'appareil circulatoire : le sang transporte l'oxygène, vous a-t-on dit, et également les matériaux nutritifs; vous avez vu comment il prenait l'oxygène de l'air par l'intermédiaire des poumons. Mais où le sang prend-il ses matériaux nutritifs? Il les prend dans l'appareil digestif. Voyons donc ce qu'est la digestion et de quoi se compose l'appareil digestif.

Le but des fonctions digestives est de transformer les matières empruntees à l'extérieur de façon à les rendre propres à passer dans le corps et à être absorbées et assimilées afin d'entretenir les organes et leurs fonctions. En d'autres termes, elles ont pour but le maintien du *statu quo* dans l'organisme adulte, et de plus l'accroissement de l'ensemble de l'organisme chez l'enfant.

C'est que, en effet, les aliments qui nous sont nécessaires ne peuvent pas, d'emblée, être introduits dans notre sang. La plupart sont solides, et ils ont besoin, pour pénétrer dans nos vaisseaux, pour devenir partie intégrante de nous-mêmes, d'être dissous, d'être transformés chimiquement. Les agents de cette transformation sont des ferments liquides possédant une action chimique très puissante, et qu'on appelle les sucs digestifs. La digestion n'est qu'une longue série d'actions chimiques successives; il s'y ajoute des actions mécaniques concordantes qui font passer d'une cavité digestive dans une autre les matériaux plus ou moins modifiés. Ces sucs digestifs agissent au moyen de ferments, et à chaque espèce d'aliment correspond une catégorie de ferments spéciaux. C'est ainsi que les viandes sont digérées par la pepsine, le suc gastrique, et par la trypsine ou suc pancréatique; c'est ainsi que les graisses sont transformées par les ferments du pancréas et émulsionnées par la bile; que les sucres sont transformés par les ferments intestinaux; que les amidons, les farineux, sont en grande partie digérés par les ferments de la salive.

Le tube digestif se compose, dans son ensemble, de la bouche, du pharynx, de l'œsophage, de l'estomac, de l'intestin grêle comprenant duodénum, jéjunum, iléum, et du gros intestin se divisant en cæcum, côlon ascendant, côlon transverse, côlon descendant, S iliaque et rectum.

Toutes ces cavités se font suite, et leur ensemble forme, pour ainsi dire, un long tube, d'où le nom de « tube digestif ».

A ce long tube sont annexées, sur son parcours, plusieurs glandes qui y déversent leur sécrétion; telles sont les glandes salivaires, le foie, le pancréas.

Nous pourrions suivre ici toutes les évolutions que subit l'aliment, depuis l'instant où il est introduit dans la bouche, jusqu'à celui où il est brûlé dans le sang; mais cela serait trop long et il nous faudrait des connaissances complètes de chimie biologique, ce qui nous entraînerait trop loin. Nous nous contenterons de signaler simplement les principales transformations que l'aliment éprouve, et nous apprendrons en même temps le mécanisme de chaque organe.

Prenons l'aliment au moment où il se présente à la bouche, avant d'y pénétrer.

Il passe sous les narines. Cela a été voulu par la nature, car l'aliment subit là un premier examen qui le fait rejeter s'il présente un mauvais goût. Cela n'a pas d'importance chez nous parce que nous avons déjà pu juger de la préparation des aliments par la cuisine; mais voyez l'animal s'il ne flaire pas toujours sa nourriture avant de l'absorber! Cela a été voulu, en second lieu, parce que l'odorat, par une action nerveuse, réflexe, fait sécréter à l'avance les glandes de l'estomac et également les glandes de la bouche, de sorte que lorsqu'un aliment est introduit dans la bouche, la première digestion commence aussitôt. L'odorat est un excitant des glandes, phénomène que l'on traduit vulgairement en disant : « Cela fait venir l'eau à la bouche. »

L'aliment une fois dans la bouche, pour que les sucs digestifs puissent l'attaquer dans toutes ses parties, doit être divisé. Il faut qu'il soit broyé. C'est là le rôle des dents, de la mastication, et voilà un point qu'il ne faut pas négliger, parce que plus les aliments sont divisés, plus ils sont vite et facilement digérés; plus le suc gastrique les atteint et plus ils sont assimilés. Si, au contraire, on ne mastique pas, ce sont des blocs entiers qui arrivent dans l'estomac; celui-ci a un travail beaucoup plus long et plus pénible à faire, et il faut beaucoup plus de suc gastrique pour digérer le même aliment. La mastication a encore un autre rôle, celui de faire sécréter toutes les glandes salivaires et d'en faire un mélange par trituration avec les aliments. Ce mélange a lui-même deux buts : 1° de rendre les aliments plus mous et d'en faire comme une espèce de pâte qui puisse glisser facilement dans l'œsophage; 2° celui de permettre au suc digestif contenu dans la salive d'imprégner les aliments et d'accomplir la première digestion.

Ne croyez pas que ce rôle soit insignifiant, et, pour bien vous le faire toucher du doigt, je vous dirai simplement que dans le court séjour que font les aliments dans la bouche, tous les aliments hydrocarbonés, tous les féculents et les amidons sont déjà transformés en sucre.

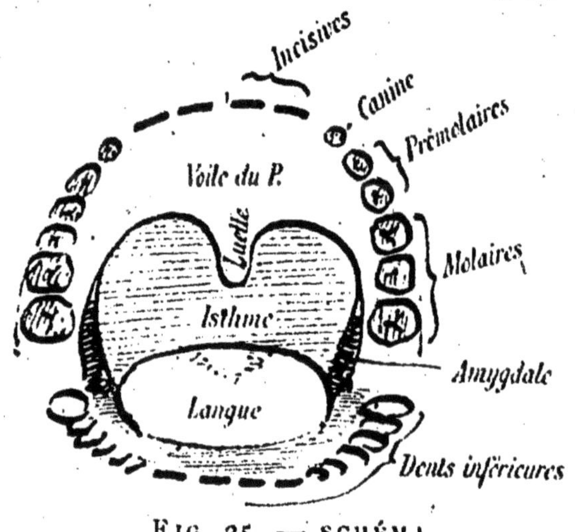

Fig. 35. — Schéma de la bouche ouverte

Les glandes salivaires sont autour de la bouche, les unes placées sous la langue, les autres sous l'os maxillaire. D'autres, sur les côtés des joues, s'appellent glandes parotides. Elles se déversent dans la bouche par des canaux et sécrètent une grosse quantité de salive.

Vous devez comprendre maintenant l'importance de la mastication.

Continuons à suivre la marche du bol alimentaire. Il arrive sur le bas de la langue, à l'entrée du pharynx, dans ce qu'on appelle vulgairement le gosier. C'est un entonnoir membraneux, et de même qu'un entonnoir reçoit des liquides et les laisse couler dans un vase disposé au-dessous, de même le pharynx reçoit les aliments de la bouche et les dirige, par le tube qu'on appelle œsophage, vers l'estomac.

Mais ce pharynx, me direz-vous, a plusieurs orifices. Il a un orifice du côté du nez, il a un autre orifice en bas, que vous connaissez déjà, le conduit respiratoire, la trachée, ou plutôt le larynx. Pourquoi les aliments ne s'en vont-ils pas dans ces autres orifices? C'est parce qu'ils rencontrent d'abord en haut un repli membraneux qu'on peut très bien voir en se regardant dans un miroir, c'est le voile du palais. Ce repli qui fait suite à la voûte osseuse du palais empêche les aliments de passer en haut en bouchant l'orifice; il les empêche également de revenir dans la bouche en leur fermant le passage une fois franchi.

Les muscles des parois du pharynx se contractent alors et poussent de haut en bas le bol alimentaire qui passe justement au-dessus de l'ouverture du larynx. Il ne faut pas qu'il tombe, car le conduit aérien se boucherait et cela pourrait amener des accidents graves, même la mort pourrait s'ensuivre, ce qui arrrive quelquefois chez des gens qui avalent précipitamment ou chez des enfants qui mettent dans la bouche l'objet avec lequel ils jouent. Nous-mêmes nous éprouvons une grande gêne quand, par hasard, le moindre petit passage alimentaire se fait dans le larynx, ce qu'on appelle ordinairement avaler de travers. Si cet accident est assez rare, cela tient à ce que la nature a disposé sur le larynx un clapet nommé l'épiglotte qui vient, par suite de la contraction des muscles, se rabattre et boucher l'orifice du larynx.

La même contraction qui se produit à ce moment chasse alors le bol alimentaire dans l'œsophage. L'œsophage s'avance au-devant du bol; en même temps que le larynx se bouche, en effet, l'œsophage, par suite du mouvement de contraction des muscles, monte au-devant du bol alimentaire et le happe pour ainsi dire.

Ce sont ensuite les fibres musculaires de l'œsophage qui se contractent à leur tour et chassent le bol alimentaire dans l'estomac parce que l'œsophage est plus étroit que le pharynx, et il pourrait arriver que des aliments ayant franchi le pharynx ne passent pas dans l'œsophage. Cet accident, du reste, se produit quelquefois chez les enfants qui avalent un objet dur.

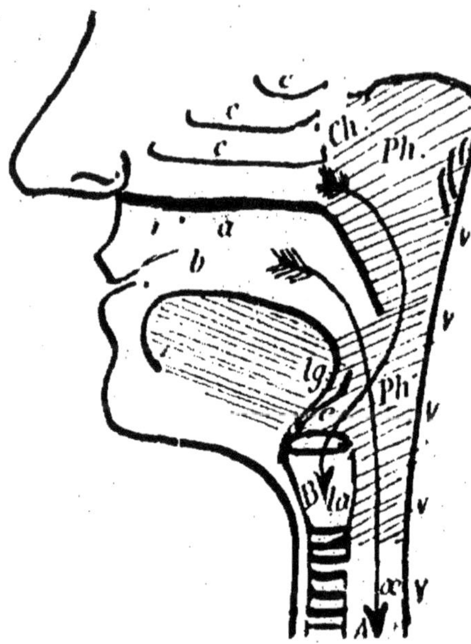

FIG. 36. — LE PHARYNX

Une fois glissé dans l'œsophage, voici donc l'aliment dans l'estomac. Celui-ci est une vaste poche musculaire en forme de cornemuse, trouvez-vous dans tous vos traités, situé à la partie inférieure des côtes, et au milieu du corps. Cela n'est pas exact. On a reconnu, depuis quelques années, que l'estomac n'est pas horizontal, mais vertical. Il est horizontal chez un cadavre, parce que, dans la position horizontale, le poids des intestins le refoule et que, par son propre poids, lui-même vient se placer en travers du corps, dans la position horizontale. Mais ce n'est pas sa position normale chez l'être vivant, il se trouve dans le sens vertical. Il n'a donc pas la forme d'une cornemuse, mais d'un sac dont l'extrémité infé-

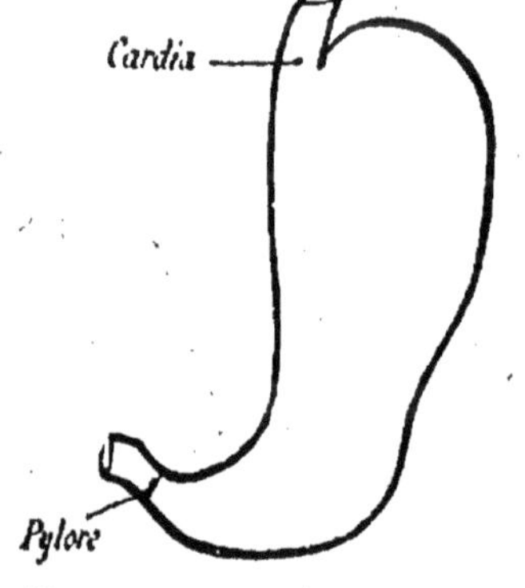

FIG. 37. — L'ESTOMAC

rieure serait légèrement relevée. Il n'occupe pas le milieu du corps, il est beaucoup plus à gauche qu'à droite. Du reste, sur le schéma que je vous ai fait, l'estomac a cette forme d'un sac dont l'extrémité inférieure serait légèrement relevée. Il est plus à gauche qu'à droite, on peut dire même qu'il est presque tout entier à gauche.

L'entrée de l'estomac s'appelle le cardia, et la sortie s'appelle le pylore.

Les parois de ce sac musculaire, les muscles, ont pour but de produire des mouvements durant la digestion, de façon à bien brasser les aliments avec le suc gastrique. L'estomac ne reste donc pas inerte, il se contracte constamment comme si quelqu'un prenait la partie inférieure, la levait puis la baissait constamment et le faisait contracter de haut en bas. Mieux le mélange se fait, meilleure et plus rapide est la digestion.

On comprend qu'il faille boire un peu de liquide pendant les repas pour aider au ramollissement des aliments et à la formation de la bouillie gastrique; mais il ne faut pas non plus y mettre trop de liquide, ce que l'on fait souvent, parce que le suc gastrique étant trop étendu perd de sa force, et la pâte des aliments se dissout moins bien. Aussi, en moyenne, un verre de liquide par repas est largement suffisant.

Si la première digestion, celle des féculents, se continue dans l'estomac, il en est une qui est spéciale à cet organe, c'est celle des viandes, des aliments albuminoïdes. Les glandes qui tapissent les parois de l'estomac sécrètent un liquide qu'on appelle le suc gastrique, liquide complexe mais contenant surtout ces deux choses qu'il vous suffit simplement de savoir : de la pepsine et de l'acide chlorhydrique. Le suc gastrique a la propriété de désagréger et de liquéfier rapidement tous les albuminoïdes, qu'il transforme en peptones. La grande partie de la digestion se fait au moment où l'estomac sécrète le suc gastrique.

La digestion, dans l'estomac, dure environ deux heures et demie à trois heures, quelquefois un peu plus, cela dépend aussi de l'importance du repas; mais, en moyenne, on peut dire qu'au bout de deux heures et demie à trois heures, tous les autres aliments devraient être convertis en chyme, et il faut, communément, de trois à quatre heures pour que cette opération soit terminée et que l'estomac se vide.

Je viens de vous parler de chyme, il faut que je vous en donne une définition.

On appelle le chyme le liquide pâteux, de la consistance d'une crème épaisse, résultant de la transformation des aliments dans l'estomac. Mais ce liquide une fois parvenu au terme de la digestion ne doit pas rester dans cette poche, dans l'estomac où il se trouve. Ce sont alors les parois musculaires de l'estomac qui se contractent à ce moment-là et le chassent par suite de mouvements répétés. Le chyme est chassé du côté du pylore. C'est dans cette partie de la cavité surtout que se forme le chyme, et lorsque cette région se contracte, la partie inférieure se relève, et tout le liquide, par suite de la contraction, — comme si on pressait une poire de caoutchouc, — se trouve chassé du côté du pylore. Le pylore laisse passer les aliments et, à chaque contraction, une nouvelle masse passe dans l'intestin. C'est par expulsion que l'estomac se vide.

Le pylore a un rôle, on peut dire, de gardien. Il ne laisse, en effet, passer les aliments que s'il veut, suivant qu'il les trouve plus ou moins digérés, plus ou moins transformés. Et il arrive, quand la pâte des aliments se fait mal, quand la digestion est incomplète, que le pylore ne veut pas les laisser passer. Il se contracte alors comme un anneau qui se ferme et bouche complètement le conduit, obturant le passage. Que va-t-il se passer alors? Comme l'estomac, de son côté, tend toujours à se débarrasser au bout d'un certain temps, il arrivera que les contractions de l'estomac seront de plus en plus violentes pour forcer le passage du pylore. Le pylore résistant, les contractions de l'estomac se font alors au rebours. Ces contractions de l'estomac produisent un effet analogue à celui que vous obtiendriez en pressant une poire de caoutchouc; le liquide remontera du côté du cardia, dans l'œsophage, réalisant le mécanisme du vomissement. C'est ce que l'on appelle indigestion.

D'autres fois, il arrivera que l'estomac, plus patient, ou se contractant moins, continuera à sécréter du suc gastrique, et que, par des efforts répétés, il viendra forcer le pylore. Les aliments seront alors précipités dans l'intestin où, par suite de leur acidité et des contractions nombreuses qui se sont produites, ils provoqueront une ou deux évacuations intestinales. C'est ce qui vous explique l'autre forme de l'indigestion, quand le pylore est franchi.

Revenons aux phénomènes normaux.

Le chyme arrive dans la première partie de l'intestin que l'on appelle duodénum. Sa présence y détermine une excitation de la muqueuse, par suite de l'acidité du suc gastrique, par l'acide chlorhydrique. Il se fait une excitation réflexe de deux grosses glandes que vous connaissez déjà, qu'on appelle le foie et le pancréas.

La bile sécrétée par le foie a plusieurs propriétés : elle aide la digestion de certaines graisses et de certaines albumines; elle a une action excitante sur les autres glandes de l'intestin. Elle agit également pour la progression des aliments en amenant ce qu'on appelle des contractions péristaltiques de l'intestin. La bile joue encore un rôle antiputride et renferme des produits excrétés provenant du foie. Car le foie est également un organe d'élimination de certains résidus toxiques. C'est un organe très important et très complexe.

Le suc pancréatique, de son côté, continuant par ses ferments l'action de la salive sur les féculents, digère — c'est là son rôle principal — en grande partie les matières grasses. Celles-ci ne pourraient pas pénétrer directement dans le sang si elles n'étaient pas entièrement dissociées, c'est-à-dire réduites en globules très fins, analogues à ces petits globules graisseux qu'on rencontre dans le lait. Lorsque ces globules sont dissociés, réduits à l'état tout à fait minuscule, émulsionnés, alors à ce moment ils peuvent être absorbés par les parois de l'intestin et pénétrer dans le sang pour être utilisés.

Sous l'influence de ces sucs digestifs, de ces ferments liquides, la composition du chyme se modifie donc; il devient prêt à être absorbé. Alors son nom change, ce n'est plus le chyme, c'est le chyle. Il sort à ce moment du duodénum pour pénétrer dans le jéjunum, dans l'iléum, ces deux parties de l'intestin qui sont exactement de même structure et qui n'en forment pour ainsi dire qu'une; on les divisait, à tort, jusqu'ici. Cette partie sécrète un suc qu'on appelle le suc intestinal, qui, par ferments, a une action complémentaire et termine les différentes digestions non achevées en cours de route. De plus, la sécrétion lubréfie les parois de l'intestin pour l'acheminement des matières alimentaires.

C'est surtout dans l'intestin grêle que se fait l'absorption des aliments. Les vaisseaux chylifères sucent, pour ainsi dire, au passage, toutes les particules alimentaires, qui, les unes après les autres, viennent en contact avec les parois de l'intestin; ils les entraînent dans le courant lymphatique.

En deux mots, voici ce que sont les vaisseaux lymphatiques : les vaisseaux lymphatiques sont des vaisseaux partant de l'intestin, qui absorbent justement toutes les matières albuminoïdes et graisseuses et les conduisent dans le canal thoracique, et de là dans le système veineux. C'est une seconde circulation qui se fait à côté de la première circulation, et qu'on appelle la circulation du sang blanc, puisque les globules de la lymphe sont blancs, circulation qui a une très grande importance parce que c'est celle qui nous permet d'absorber et d'utiliser les aliments. Autrement, les aliments ne pourraient pas passer directement dans le sang. Une autre partie des produits de la digestion est emmenée au foie par une circulation sanguine spéciale, la circulation porte.

Les vaisseaux capillaires de l'intestin, cependant, absorbent certaines parties du chyle qui sont liquéfiées et devenues assimilables, mais il y en a très peu qui passent directement dans le sang, presque toutes passent par l'intermédiaire de la lymphe.

Les dimensions de l'appareil digestif sont énormes. C'est le plus vaste de tous les appareils. Je n'en veux comme exemple que les dimensions de l'intestin.

Sa longueur est de sept fois et demie celle du corps, L'intestin grêle à lui seul en forme les quatre cinquièmes, et le gros intestin forme le reste.

Mais pourquoi, me direz-vous, une si grande longueur d'intestin grêle? Précisément pour offrir une grande surface d'absorption; puisque cette absorption se fait lentement, il faut qu'elle se fasse sur une grande étendue afin que nous absorbions en quantité suffisante.

Comment toute cette longueur est-elle maintenue en place?

Elle est maintenue par une sorte de membrane, une grande toile membraneuse qui est collée contre toute la paroi de l'intestin dans toute sa longueur, et qui, d'un autre côté, est suspendue à la colonne vertébrale. C'est ce qu'on appelle le mésentère. Tous nos intestins et tous nos organes abdominaux sont enroulés dans cette sorte de membrane séreuse, qui a une double paroi qui les entoure partout en les enfermant ; c'est le péritoine. C'est ce péritoine dont les replis forment le mésentère. C'est une membrane séreuse analogue à celle qu'on trouve autour du poumon, la plèvre. C'est un sac sans ouverture facilitant les glissements des organes abdominaux. Une très mince couche de liquide séreux rend ces deux surfaces glissantes l'une sur l'autre. Mais il arrive, quelquefois, que la quantité de liquide augmente, dans certaines maladies, et c'est ce que vous avez entendu dénommer quelquefois ascite, hydropisie. C'est un épanchement analogue à l'épanchement pleural, à ce qui se produit dans la pleurésie.

Reprenons maintenant notre digestion que nous avons laissée de côté à la fin de l'intestin grêle.

Les parties liquides ayant été absorbées, le chyle s'épaissit de plus en plus. Il arrive à l'extrémité de l'intestin grêle où il trouve une sorte de barrière circulaire qu'on appelle valvule, valvule iléo-cæcale, puis il passe dans le gros intestin.

On l'appelle ainsi, gros intestin, parce que son diamètre est beaucoup plus gros que celui de l'intestin grêle ; et on appelle ainsi ce dernier, réciproquement, parce que son diamètre est plus petit.

Nous ne pouvons aller plus loin sans signaler, au passage, un petit organe qui a déjà peut-être causé des angoisses à quelques-unes d'entre vous : l'appendice. L'appendice est un petit sac qui se trouve presque à l'abouchement de l'intestin grêle dans le gros intestin. Dans ce sac peuvent tomber des déchets d'aliments, des calculs intestinaux, ce qui provoque une inflammation de cet organe.

Cette cavité peut également être infectée par des

microbes pathogènes venant de l'intestin et former des abcès. C'est alors l'appendicite suppurée.

On a cru pendant longtemps que l'appendice n'était qu'un diverticule de l'intestin; mais l'on s'est aperçu depuis peu que c'est un organe lymphoïde formé de follicules clos, absolument analogue, comme constitution, aux amygdales. Il s'infecte comme les amygdales, il s'y forme des abcès absolument analogues. On peut dire qu'on ne connaît pas encore très bien son rôle, mais pour ma part je le crois analogue à celui que jouent les amygdales, et je ne serais pas éloigné de croire qu'il a un rôle antibactéricide, un rôle de destructeur de microbes dans les intestins, qui pullulent de microbes, comme vous savez. De sorte qu'il semble qu'il ne faille pas plus se débarrasser à tort et à travers de son appendice que de ses amygdales et ne le faire qu'à bon escient.

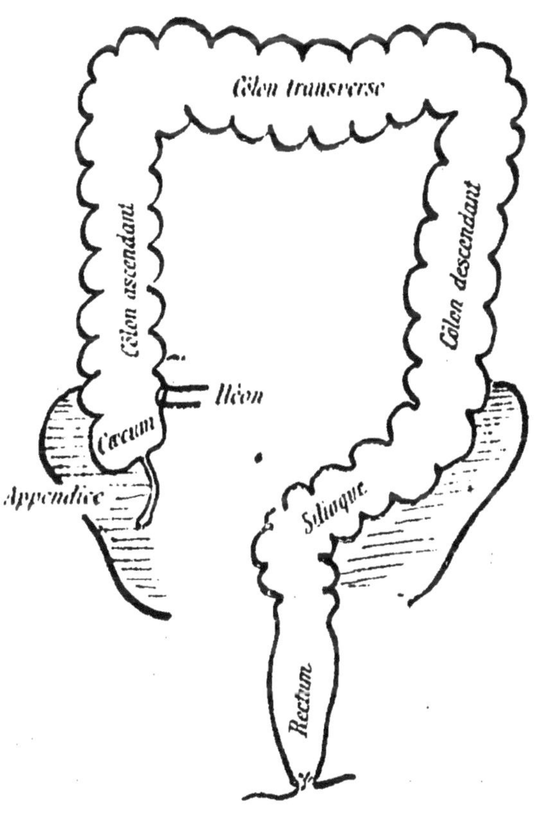

FIG. 38. — LE GROS INTESTIN

On a peut-être abusé de l'opération, c'est possible, mais s'il ne faut pas opérer pour une simple poussée

d'appendicite, il est des cas où, cependant, il ne faut pas hésiter, il faut avoir recours au bistouri, surtout s'il y a des traces de suppuration. C'est au médecin du reste qu'incombe la mission délicate de cette décision.

Je vous ai dit deux mots simplement sur cette question, parce qu'une infirmière ne doit pas ignorer ces données générales.

Le gros intestin a un rôle très minime dans l'absorption; il absorbe peu. Il est divisé en trois parties : le cæcum, le côlon et le rectum.

Une fois arrivés dans le gros intestin, les aliments, par suite de l'absorption des parties liquides, redeviennent solides; la masse intestinale est composée des substances inutiles à l'organisme, des matériaux non digérés et des parties du chyle non absorbées, enfin des différentes sécrétions des glandes, notamment de la bile qui leur donne alors un aspect spécial.

La dernière partie du gros intestin sert de réservoir pour les parties qui doivent être rejetées.

Je vous ai dit que le gros intestin absorbait peu, mais cependant il absorbe. Et comme plus les aliments avancent dans l'intestin, plus ils contiennent de produits toxiques, de produits de décomposition et de putréfaction même, il absorbe ces toxines comme le reste, et c'est là surtout que se produit le mécanisme de ce qu'on appelle l'auto-intoxication dont vous avez certainement déjà entendu parler, et c'est ce qui vous explique également pourquoi il ne faut jamais, encore plus chez les malades que chez les personnes bien portantes, laisser s'encombrer les intestins par suite de la constipation.

Tel est dans son ensemble, et de la façon la plus succincte, le tableau de la digestion.

Deux mots seulement sur les maladies les plus courantes du tube digestif que vous devez connaître, tout au moins grossièrement. Sans compter toutes les maladies de la bouche, nous trouvons, dans l'œsophage, des rétrécissements provoqués soit par suite de sclérose, soit par suite de l'introduction d'un corps étranger avalé, soit par les spasmes nerveux, soit par une tumeur, cancéreuse ou non. Le cancer, du reste, affectionne tout particulièrement le tube digestif, dans toutes ses parties, aussi bien la langue que le pharynx, que l'œsophage, que l'estomac, que l'intestin grêle et le gros intestin ; on peut rencontrer le cancer d'un bout à l'autre du tube digestif. Pourquoi cette prédilection? Sans doute, parce que l'appareil digestif est un de ceux sur lesquels on supporte le plus facilement les inflammations prolongées sans se soigner, c'est un de ceux qu'on néglige le plus, et justement on tend aujourd'hui, de plus en plus, à ne trouver au cancer d'autre origine qu'une néoformation cellulaire consécutive à une inflammation trop prolongée d'un organe quelconque,

Nous avons ensuite, dans l'estomac, depuis la simple indigestion, toute la gamme des dyspepsies, des gastrites, des gastralgies, des ulcères. Nous avons, du côté du foie, la variété pathologique comprenant d'abord les insuffisances du foie, les cirrhoses de nature variée, alcooliques, tuberculeuses, spécifiques, d'origine infectieuse. Nous avons, avec les calculs du foie, les coliques hépatiques. Puis viennent les altérations de l'intestin, si fréquentes aussi, les entérites, les typhlites, les appendicites, et ainsi de suite.

Le péritoine peut aussi être atteint, et cela nous donne alors les différentes variétés d'ascites dont je vous ai dit quelques mots, et les diverses péritonites.

Les maladies les plus fréquentes du tube digestif sont surtout, on peut le dire, les désordres sans lésion proprement dite, désordres provenant des anomalies de la sécrétion des différentes glandes et de la mobilité.

Résumons encore avant de finir, si vous voulez, la marche de la digestion : dans la bouche commence la digestion ; sous l'influence de la salive et de son fer-

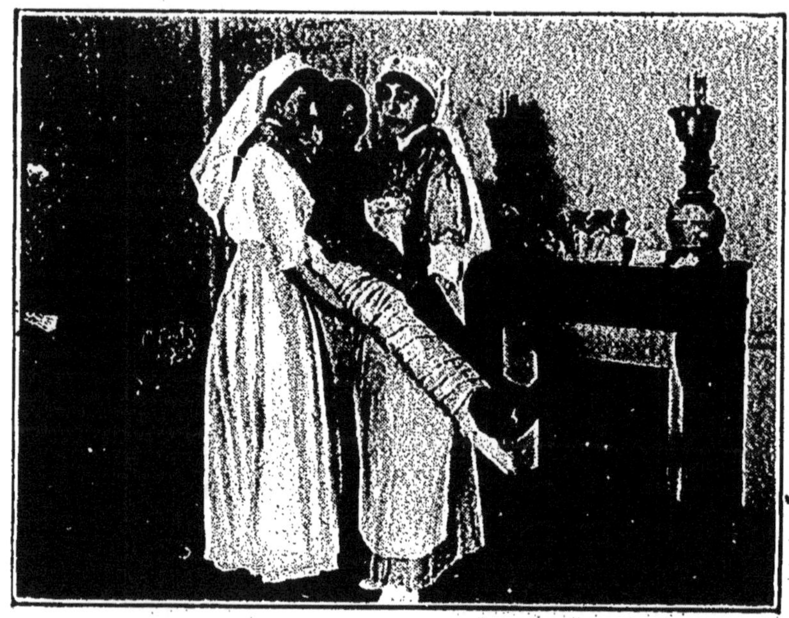

FIG. 39. — COMMENT ON PORTE UN BLESSÉ A DEUX

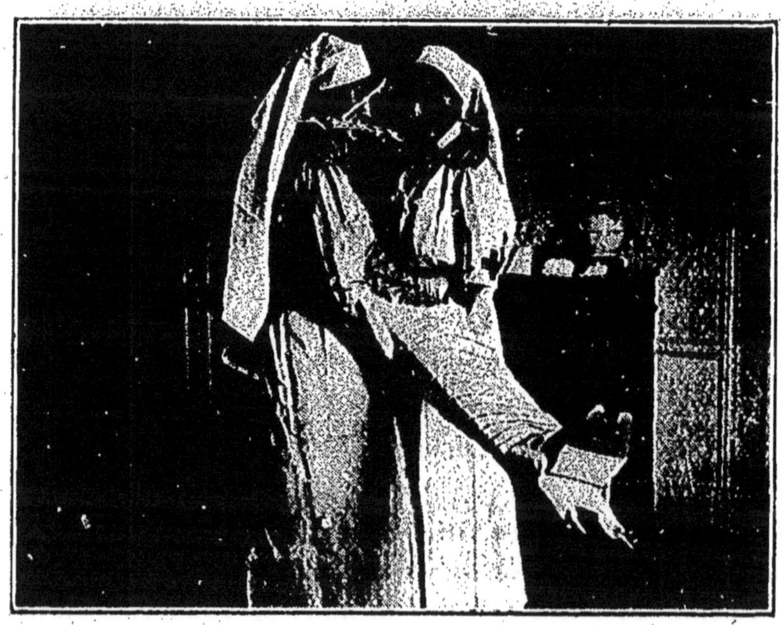

FIG. 40. — MALADE AVEC IMMOBILISATION D'URGENCE PORTÉ A DEUX PERSONNES

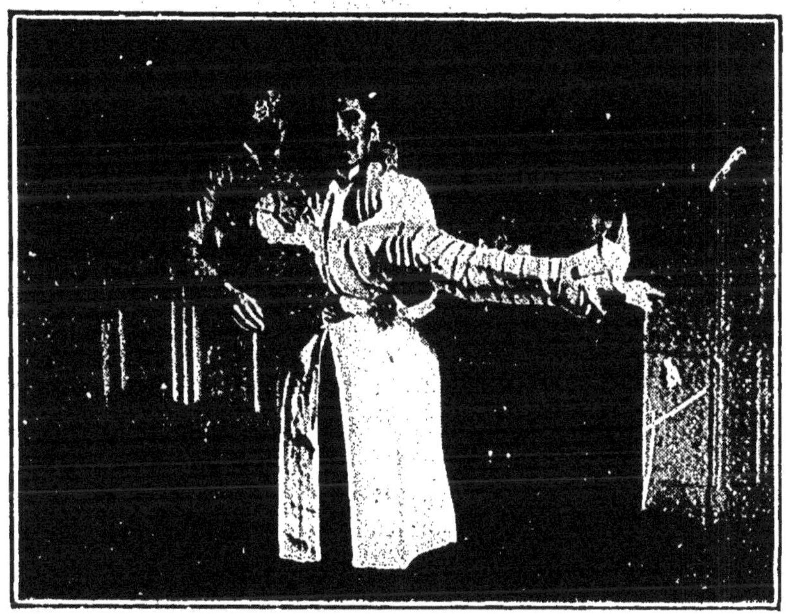

FIG. 41. — BLESSÉ PORTÉ PAR UNE SEULE PERSONNE

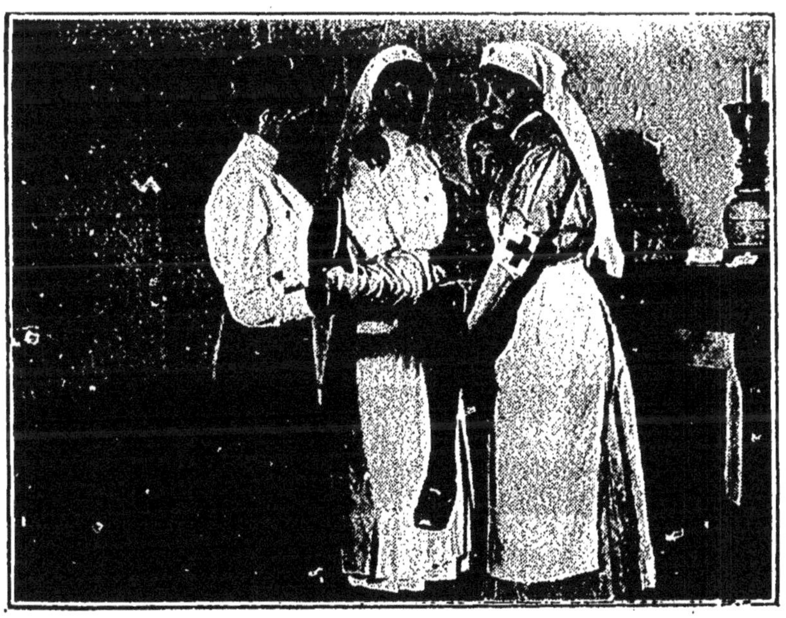

FIG. 42. — BLESSÉ PORTÉ PAR TROIS PERSONNES

ment s'opère la digestion des aliments amylacés, amidons variés, pain, fécule et féculents qui se transforment en sucre.

Dans l'estomac, les albumines se changent en peptones sous l'influence de la pepsine.

A l'intestin est réservé tout le reste de la digestion : celle des graisses qui se fait sous l'influence du suc pancréatique et de la bile, celle des amidons complétée par le même sucre pancréatique, celle des sucres non assimilables enfin, qui sont dans l'intestin, sous l'influence du ferment inversif, changés en sucres assimilables.

Vous constatez que je ne vous ai cité que trois des cinq catégories de matériaux alimentaires : *a)* féculents et sucres constituant les hydrocarbonés, *b)* graisses, *c)* albuminoïdes. C'est que les deux autres, c'est-à-dire l'eau et les sels, s'absorbent *sans digestion* préalable et sont des véhicules, des moyens de transport des matériaux nutritifs proprement dits. Ils sont ensuite éliminés.

Telle est, mesdames, dans son ensemble, l'anatomie, la physiologie et la pathologie du tube digestif. Je vous ai groupé ces trois points à la fois pour les exposer ensemble afin que vous compreniez mieux les fonctions de chaque organe dans l'ensemble du tube digestif. Je n'ai pas voulu entrer trop dans les détails, mais je crois qu'avec cela vous en saurez suffisamment pour comprendre en gros l'une des fonctions principales du corps humain, la nutrition.

VII

Déshabiller un malade ayant un ou plusieurs membres fracturés : bras, jambe.

Transport (manière de porter). { A une personne. A deux personnes : malade assis.

Malade......... { Étendu (brancard). Demi-étendu.

A trois personnes. { Une personne à chaque épaule. Une aux membres inférieurs.

Précautions spéciales quand un malade est inconscient, comateux.

Précautions spéciales pour le transport d'un blessé.

Soulever un malade dans son lit. { Pour le remonter. Pour donner le bassin.

VIII

CALORIFICATION ET FIÈVRE

Nous avons, aujourd'hui, à étudier une question qui est tout à fait la suite de celle que vous avez étudiée la dernière fois : la calorification et la fièvre. Ce sont, en somme, deux sujets qui n'en font qu'un.

En effet, vous avez vu l'autre jour quels sont les divers aliments, comment ces aliments sont pris, digérés, absorbés, et vous vous êtes arrêtées là. Mais je vous ait dit qu'au delà de l'absorption il y a l'assimilation, c'est-à-dire l'utilisation des matériaux de la digestion. Comment ces matériaux sont-ils utilisés, à quoi servent-ils?

Nous ne pouvons pas répondre d'une façon directe, il n'est pas logique, plutôt, de répondre d'une façon directe, vous comprendrez mieux en faisant un détour.

Je suis d'abord obligé d'établir, pour vous, une vérité : c'est que le corps humain doit, pour vivre, se trouver à une température constante. Cette température est d'environ 37 degrés, comme vous le savez, plutôt un peu au-dessous de 37 degrés, et un peu plus le soir que le matin.

Pour s'exprimer d'une autre façon, la température du corps humain est constante. Or, si vous vous souvenez des notions de physique que vous pouvez avoir, vous savez que tous les corps tendent à se mettre en équilibre de température avec les corps voisins. C'est une loi que vous vérifiez tous les jours : quand vous mettez dans une tasse de café chaud une cuillère froide, au bout d'un moment la cuillère est aussi chaude que le café, parce que l'équilibre se fait entre la température de l'un et la température de l'autre. Notre corps n'échappe pas à cette loi et nous tendons constamment à nous mettre en équilibre de température avec le milieu extérieur, avec l'air ambiant. C'est dire que nous émettons presque constamment de la chaleur, puisque la température extérieure est presque constamment inférieure à la nôtre. Notre température étant en moyenne de 37 degrés, il est rare qu'il fasse 37 degrés au dehors; en hiver il fait même aux environs de 0 degré. Nous émettons d'autant plus de chaleur qu'il fait plus froid au dehors, en raison de cette même loi physique. Cette émission de chaleur s'appelle « la radiation ». On la vérifie d'une façon bien facile : c'est en entrant cinq ou six dans une pièce non chauffée en hiver; on y gèle pendant quelque temps, puis, au bout d'un moment, la température de la pièce s'est tellement réchauffée qu'on peut arriver à y avoir trop chaud si la pièce est petite. Cela tient à ce que tous les corps des personnes présentes ont émis de la chaleur et que la température de la pièce s'est élevée progressivement jusqu'à tendre au voisinage de la température du corps, c'est-à-dire de 37 degrés.

La conclusion, c'est que pour garder une température constante, il faut que nous ayons en nous une source de chaleur. Il est donc nécessaire que nous produisions de la chaleur; et nous la produisons aux dépens des aliments.

Voilà donc une chose établie.

Une seconde chose établie, et c'est encore à la physique que j'en appelle, c'est que le mouvement ne peut se produire que par la transformation d'une force quelconque. Le mouvement témoigne d'une puissance. Et cette force, nous la puisons encore dans la chaleur, dans les réservoirs de chaleur que nous accumulons par l'alimentation.

Pour comprendre mieux cela, il faut que je vous rappelle encore un autre principe de physique, qui est le principe de la transformation des types d'énergie physique. Je m'explique.

Vous savez que lorsqu'on chauffe de l'eau, il se produit de la vapeur qui a une force d'expansion, qui a une puissance capable de soulever le couvercle de la marmite, comme dans l'expérience de Papin. Qu'est-ce qu'on a fait dans ce cas-là? On a pris une énergie chimique contenue dans le bois qu'on brûle, par exemple; le bois contenait des corps chimiques qui, en brûlant, ont produit de la chaleur. Voilà déjà la transformation de cette énergie, énergie chimique, en énergie calorifique, et puis la chaleur a produit une transformation de l'eau, transformation telle que cette eau est maintenant douée d'un pouvoir mécanique qui peut faire mouvoir le couvercle de la marmite, ou, si vous voulez, dans l'application du principe de Papin, faire mouvoir le piston des machines à vapeur. Vous voyez donc que l'énergie chimique contenue dans les matériaux de combustion, que ce soit du bois ou du charbon, s'est transformée en énergie calorifique, celle-ci en énergie mécanique.

Mais nous pouvons aller plus loin. Cette énergie mécanique, qui fait marcher une machine à vapeur, est capable de faire marcher une dynamo qui produit de l'électricité. Voilà une nouvelle force. L'électricité, conduite par des fils, vient aboutir à une lampe, la voilà qui se transforme en lumière : nouvelle force encore. L'électricité elle-même, nous pouvons la faire agir sur des moteurs et la retransformer en énergie mécanique, et indéfiniment. Autrement dit, toute force, toute énergie, peut se transformer en une énergie différente, mais avec une certaine déperdition.

Laissons la question de déperdition de côté, si vous voulez, et revenons à la question de la digestion.

Qu'est-ce que nous faisons, en somme, en nous nourrissant ? Nous prenons des réserves d'énergie chimique, c'est-à-dire nous prenons des aliments qui sont des corps chimiques, qui sont des sels, qui sont des graisses, qui sont des albumines, tous corps qui, en brûlant, en étant décomposés, autrement dit, par la digestion, puis mis en présence de l'oxygène du sang dans les tissus, vont transformer leur énergie chimique en chaleur. Et la chaleur, que nous emmagasinons ainsi, nous sert, d'une part, à entretenir notre corps à une température donnée, déterminée, que vous connaissez, et qui est utile au bon fonctionnement de nos organes. Et, d'autre part, cette énergie se transforme en énergie musculaire et en mouvement.

Donc les aliments nous donnent la chaleur que nous utilisons, d'une part, en entretenant la température de 37 degrés, et, d'autre part, que nous dépensons en mouvement.

Il en résulte d'abord que la quantité de chaleur qui nous est nécessaire, ou, si vous voulez, puisque nous savons que cela revient au même, la quantité d'aliments qui nous est nécessaire, est extrêmement variable, et variable avec notre taille et notre poids, puisqu'il faut plus de chaleur pour réchauffer un individu de 100 kilos, par exemple, qu'un individu de 50 kilos, deux fois plus; elle est variable avec la température extérieure, puisque je vous ai dit tout à l'heure que, plus il faisait froid, plus nous émettions de chaleur; au contraire, en plein été, lorsqu'il fait plus de 37 degrés, nous pouvons être appelés à dépenser de la chaleur par un mécanisme que je vous expliquerai tout à l'heure, mais il n'est plus question d'émettre de la chaleur, au contraire, nous en prendrions à l'extérieur, puisqu'il est plus chaud que nous.

Cette quantité d'aliments est encore variable avec l'activité que nous avons, puisque, en cas d'inertie complète, nous ne dépensons absolument pas de chaleur en mouvement. La seule chaleur qui nous soit utile, si l'inertie complète était possible, — car, en somme, il y a toujours des organes qui fonctionnent, tels que le cœur, qui prend pas mal d'énergie, — dans le cas où l'inertie serait complète, la seule chaleur qui nous serait utile serait la chaleur dépensée en radiations. Moins nous avons d'activité et moins nous avons besoin d'aliments, puisque nous avons moins besoin de chaleur à transformer en mouvement.

Ce besoin d'énergie, de puissance, est encore variable suivant que cette énergie se dépense en travail intellectuel ou en travail manuel, et suivant que ce travail manuel est un travail réellement manuel, c'est-à-dire des mains seulement, ou que c'est un travail de tout le corps, comme celui, par exemple, que fait un manœuvre qui charge du charbon ou des pierres.

Vous concluez de cela qu'on ne peut pas établir une ration alimentaire (c'est ainsi qu'on appelle la quantité d'aliments nécessaire à l'individu), une ration alimentaire unique, mais que la ration varie avec l'âge, le poids, les occupations, avec la saison, avec le climat.

Tout de même il est assez intéressant, pour vous, de savoir la quantité de chaleur qui vous est à peu près nécessaire, et c'est là que je vais être obligé de vous expliquer comment les aliments se transforment.

Ces aliments se transforment en chaleur, je vous l'ai dit, brûlés qu'ils sont, dans les tissus, par une combustion sans flamme, je n'ai pas besoin de vous le dire, par l'oxygène qu'apporte le sang dans les tissus, et c'est une combustion qui, au point de vue chimique, ressemble absolument à la combustion d'un morceau de bois dans la cheminée. C'est par une combustion du même ordre que les aliments sont brûlés par l'oxygène dans les tissus et produisent de la chaleur.

Tous les aliments produisent-ils la même chaleur? Non. Et je reviens à ce que je vous expliquais au début pour vous dire que les graisses produisent une quantité double de chaleur que celle produite par les autres aliments.

On évalue la chaleur à l'aide d'une unité qui ne vous est peut-être pas très connue, avec laquelle je vais vous faire faire connaissance, et qu'on appelle une calorie. La calorie est la quantité de chaleur nécessaire à élever d'un degré un litre d'eau. Eh bien, un gramme d'albumine, par exemple, ou un gramme de sucre, où un gramme d'amidon, produit environ 4 calories 1, et un gramme de graisse produit environ 9 calories 4. Vous voyez que la graisse produit une quantité de chaleur double, à poids égal, de celle produite par l'albumine, le sucre, l'amidon. Or, on constate, en étudiant l'alimentation des peuples, que, par un instinct curieux, ils consomment d'autant plus de graisse qu'on avance plus du côté du nord, et ils consomment d'autant moins de graisse, inversement, qu'on avance du côté des tropiques, c'est-à-dire des régions chaudes. On constate aussi que l'individu isolé est, en moyenne, d'autant plus sobre qu'on avance du côté des pays chauds, et d'autant plus glouton qu'on avance du côté des pays froids. Ces mots sont mauvais parce qu'ils impliquent la sobriété-vertu et la gloutonnerie-défaut, et que, en réalité, l'individu ne fait qu'obéir à la loi de nature; il a besoin d'une plus grande quantité d'aliments dans le nord, de beaucoup moins d'aliments dans le sud, et c'est pour obéir à la loi de l'organisme, pour mettre son organisme en état de santé qu'il suit cette loi qu'on peut qualifier, comme je le faisais tout à l'heure, mais un peu à tort.

Maintenant que nous savons cela, quelle est à peu

près la quantité de calories nécessaire à l'être humain par jour? Elle est variable (d'après ce que je vous ai dit tout à l'heure, vous vous en doutez), dans des proportions considérables. Toutefois on peut admettre que les limites extrêmes sont, par exemple, 1 800 calories pour une jeune fille travaillant des doigts et assise, jeune fille de dix-huit à vingt ans par exemple. (Je ne parle que des adultes en ce moment.) Elles peuvent aller jusqu'à 3 000, 3 200, 3 400 calories pour un homme fort et grand, faisant un travail manuel intense. Vous voyez que c'est presque le double. C'est ce qu'on appelle la « ration indispensable ».

Maintenant, presque tous nous mangeons un peu plus qu'il ne faut. Il y a donc la ration supplémentaire. En temps ordinaire, il n'est pas mauvais d'avoir une ration supplémentaire, parce que certains aliments peuvent être plus ou moins digérés; on en est quitte pour faire une élimination, et puis quelques réserves pour les jours de disette. Il y a aussi un excès à éviter : il ne faut pas dépasser notablement la quantité d'aliments qui est nécessaire. Ces 2 400 calories en moyenne, je prends un chiffre intermédiaire, sont donc produites par l'ensemble des aliments que nous consommons.

Il est nécessaire, autant que possible, que l'alimentation comprenne tous les types d'aliments. Pourtant, on sait maintenant qu'on peut se contenter, en partie, de l'un ou l'autre des éléments produisant de la chaleur, en plus des sels, et que, par exemple, la graisse peut fabriquer du sucre, ou de l'albumine, ou inversement. Il se produit donc, dans l'organisme, une décomposition complète de l'aliment et une recomposition, autrement dit tous les aliments se transforment, car si nous étions composés de tous les petits débris que nous absorbons, nous arriverions à être un composé innommable, tandis que nous faisons nôtre ce que nous prenons. C'est une consolation!

On peut faire la vérification de cette quantité de calories nécessaire de bien des façons. Il y en a une que j'ai coutume d'indiquer parce qu'elle est assez amusante : on a, une année, relevé tous les chiffres de l'octroi de la ville de Paris et l'on a fait un calcul de la quantité fantastique de graisses, d'albumines, de sucres qui avaient passé l'octroi. On a divisé le tout par le nombre d'habitants de Paris, et on est arrivé à peu près exactement à la moyenne de calories par homme. C'est assez curieux.

Par conséquent, par les procédés scientifiques, d'une part, et par le procédé bien vague des entrées d'octroi dans une ville aussi importante que Paris, on est arrivé à la moyenne de 2 400 calories par tête.

Il est presque inutile de vous dire que l'alimentation des enfants n'est pas la même que celle des adultes. Celle d'un enfant se compose, d'une part, de celle nécessaire à son entretien, comme pour les adultes, pour entretenir son poids, ses mouvements, sa chaleur, sa santé; et, d'autre part, en plus de la ration d'entretien, les enfants ont à pourvoir à une ration d'accroissement, par conséquent la ration de l'enfant est supérieure à la ration de l'adulte par unité de poids, mais proportionnellement, et je vais vous montrer tout à l'heure combien souvent on dépasse ce qui est nécessaire.

Il y a un seul aliment complet, c'est le lait. Le lait comporte des graisses, — le beurre du lait, — des albumines, — la caséine du lait, — des sucres, — le sucre de lait, le lactose, — de l'eau et des sels. Un litre de lait produit environ 780 à 800 calories. En principe, donc, un adulte de taille moyenne, se donnant une activité moyenne, dans une région moyenne, doit donc boire trois litres de lait pour s'alimenter convenablement en travaillant.

Il n'est pas rare, lorsqu'on fait des consultations d'hôpital, de constater qu'on donne à certains enfants, d'un an par exemple, un litre et demi, deux litres de lait. C'est donc donner à un pauvre être de vingt livres une ration alimentaire correspondant à celle d'un enfant de 10 à 12 ans. Même avec la disproportion que je vous ai indiquée tout à l'heure, il est évident qu'il n'est pas possible de maintenir cette ration alimentaire. Pour rendre cette sottise plus apparente aux mères, il faut calculer par poids. Un enfant pesant 20 livres, par exemple, et un adulte moyen en pesant 130, 140, il en résulte donc que l'adulte devrait consommer douze à quinze litres de lait en proportion d'un enfant qui en consomme deux litres, ce qui est stupide. C'est par ces arguments qu'on peut convaincre. Les enfants meurent souvent de suralimentation, beaucoup moins dans les classes aisées où l'on est intelligent et instruit; mais dans les classes populaires, c'est une des causes de l'effroyable mortalité qui y sévit, car sur cent enfants qui naissent, dix meurent la première année par suralimentation. Les enfants deviennent superbes, s'engraissent, mais aux premières chaleurs ils ont de l'entérite et meurent.

Si je vous dis cela, ce n'est pas pour faire de la pathologie, je reste dans mon sujet : pourquoi les premières chaleurs? C'est que, en réalité, une ration alimentaire donnée devient supérieure, quand la température s'élève, à ce qu'elle était quand la température était basse. Un litre de lait donné à un enfant de 18 livres, en hiver, est une ration convenable; elle deviendra trop considérable si c'est au 1er juillet et qu'il y ait 30 ou 35 degrés, parce que l'enfant émet beaucoup moins de chaleur et qu'il a besoin d'en récupérer beaucoup moins. Dans ces conditions-là, l'enfant arrive à supporter une suralimentation légère en hiver, mais à mesure que la chaleur arrive, la suralimentation augmente puisque la chaleur augmente, et il en résulte un manque d'assimilation et une irritation. C'est pour-

Date.

Feuille d'Observation journalière[1] du Dr Albrand.

Garde de jour :

Heures	Alimentation.		Traitement.			Fonctions					Phénomènes anormaux			
	Solides	Boissons	Potions, Pilules, Cachets, etc.	Frictions, Ventouses, etc.	Bains, Cataplasmes, Inhalations, etc.	T°	Pouls	Respon	Urines	Selles	Vomissements, Nausées	Délire, Convulsions	Transpirations	[illegible]
7h matin														
8														
9														
10														
11														
Midi														
1h														
2														
3														
4														
5														
6														

Observations

Garde de nuit :

Heures	Solides	Boissons	Potions, Pilules, Cachets, etc.	Frictions, Ventouses, etc.	Bains, Cataplasmes, Inhalations, etc.	T°	Pouls	Respon	Urines	Selles	Vomissements, Nausées	Délire, Convulsions	Transpirations	[illegible]
7h soir														
8														
9														
10														
11														
Minuit														
1h														
2														
3														
4														
5														
6														

Observations

(1) La personne chargée du malade devra chaque heure remplir les cases où elle a quelque chose à inscrire. — Laisser les autres en blanc.

FIG. 43

quoi, toutes les fois qu'il fait chaud, on doit diminuer instantanément la ration. Instinctivement, nous, adultes, nous le faisons, parce que nous perdons l'appétit; mais les enfants ne font pas cela, ils boivent tant qu'on leur en donne, à de rares exceptions près.

Je vous indique cette règle ,parce qu'elle fait partie de notre sujet d'aujourd'hui, qui est de vous montrer que la chaleur a une influence sur la quantité d'aliments qu'on prend et parce qu'elle doit être connue de tous. C'est une chose bien établie, les gens qui vivent dans une chaleur élevée, les verriers, les cuisiniers, etc., sont de petits mangeurs; alors que, au contraire, les gens qui vivent dans les glacières, qui vivent au froid, qui vivent dans les régions froides, sont de gros mangeurs, en moyenne. Mais là encore vous me citerez des exceptions tant que vous voudrez, car il y a toujours des exceptions; d'abord il y a des gens malades, et même parmi les gens bien portants il y a des capacités digestives ou d'assimilation très différentes.

Restons-en là pour la calorification et passons à un autre sujet, ou plutôt continuons notre sujet.

Nous avons en nous des énergies produisant de la chaleur. Par exemple, nous venons de prendre notre repas de midi; comment se fait-il que nous n'ayons pas, après le repas, une température plus élevée qui tombera vers six heures pour reprendre à l'heure du dîner et retomber dans la nuit? Il faut, autrement dit, puisque notre température est constante, que nous ayons en nous des moyens de régulariser la température, de l'équilibrer.

Je vous ai parlé, tout à l'heure, des voies de déperdition de la chaleur. Ces voies sont, d'une part, l'émission de chaleur, la radiation, et, d'autre part, la dépense de chaleur qui est essentiellement le mouvement. J'ai dit que nous négligions les causes de déperdition de la chaleur. Ici, j'ai à vous signaler une petite cause de déperdition, c'est que le mouvement est une cause de déperdition de la chaleur, mais toute la chaleur que nous employons n'est pas employée en mouvement. Vous savez que toute machine qui travaille, chauffe. Notre organisme n'est pas en dehors de cette constatation. En travaillant, en faisant des mouvements, nous dépensons beaucoup de chaleur, mais nous fabriquons aussi un peu de chaleur perdue, ce qui fait que lorsqu'on travaille beaucoup on a une température légèrement plus élevée. Mais laissons cela de côté, je ne l'indique qu'en passant, et retenons les moyens de perdre de la chaleur, de l'utiliser et de l'user, qui sont la radiation, d'une part, et le mouvement de l'autre.

Le moyen de gagner de la chaleur, c'est de brûler les aliments ingérés.

Eh bien! nous sommes pourvus de moyens d'empêcher, dans une certaine mesure, la radiation, ou, au contraire, de la favoriser suivant que la température de notre corps s'abaisse ou s'élève. Première façon de rester à la température constante. En second lieu, les aliments digérés ne sont pas jetés immédiatement dans le torrent circulatoire, mais emmagasinés dans un organe merveilleux, étudié par le célèbre physiologiste français, Claude Bernard; il est un grenier où s'accumulent, sous forme assimilable, les produits de la digestion : c'est le foie, qui les livre au fur et à mesure des besoins.

Quand notre température s'élève pour une raison ou pour une autre, qu'est-ce qui se produit? Nous rougissons et nous transpirons. Que signifient ces deux phénomènes? La rougeur signifie que le sang est apporté en beaucoup plus grande quantité à la surface qu'il ne l'était auparavant, et cela par le jeu des petits vaisseaux situés un peu partout, qui s'appellent les vaisseaux dilatateurs, qui ont la faculté de se dilater; cet afflux de sang au dehors fait que la radiation augmente à tel point qu'en approchant la main de quelqu'un qui est rouge, on sent nettement la radiation, alors qu'elle se sent peu au voisinage de quelqu'un qui a la peau froide.

En dehors de cela, en plus de la rougeur, il y a la transpiration. Une loi de physique (je vous parle beaucoup de physique aujourd'hui, je m'en excuse, mais je ne peux faire autrement), une loi de physique veut que tout liquide qui se transforme en gaz le fasse aux dépens de la chaleur, d'une certaine quantité de chaleur. La sueur s'évaporant, elle s'évapore en prenant de la chaleur à l'organisme, et vous savez fort bien que si vous mouillez votre main et que vous l'agitiez un peu rapidement, l'évaporation qui se produit donne de la fraîcheur.

Nous avons là deux moyens de perdre de la température quand nous l'avons trop élevée. Quand nous risquons, au contraire, de ne pas en avoir assez, quand il fait un froid très vif, qu'est-ce qui se produit? Nous pâlissons. Les vaisseaux se contractent, le sang est refoulé à l'intérieur, protégé contre la radiation, et nous perdons beaucoup moins de chaleur qu'auparavant.

Voilà les plus importants parmi les moyens que nous avons de régulariser notre température. Il y en a d'autres encore, je vous en fais grâce.

Imaginons maintenant que, pour une raison ou pour une autre, l'un de ces moyens de perdre la température de notre corps soit vicié, par exemple que nos vaisseaux ne se contractent pas bien, ou, par exemple encore, que nous ayons dans notre organisme des produits qu'il est indispensable de brûler, comme certains poisons microbiens; il se produira alors une augmentation considérable de calories, des calories circulantes, des calories réalisées, si je peux m'exprimer ainsi, et une augmentation de la température du corps, augmentation qui est le principal phénomène d'un ensemble qu'on appelle la fièvre.

La fièvre est donc essentiellement constituée par un trouble consistant dans *l'élévation de la chaleur du corps*. Autour de cette élévation se produisent d'autres phénomènes, mais qui en dépendent : d'une part une *accélération du pouls*, pourquoi? Parce que les vaso-capillaires, les vaso-dilatateurs se sont élargis et que le cœur a besoin de faire passer une plus grande quantité de sang dans les vaisseaux dilatés, et que lui-même est impressionné de façon à ce que le sang, refroidissant plus vite, soit remplacé plus vite. Les mouvements du cœur s'accélèrent donc parce qu'il y a fièvre. D'autre part, nous respirons plus vite; *l'augmentation de la respiration* se fait pour la même raison; le sang passant plus vite dans nos tissus abandonne plus vite son oxygène et a besoin de reprendre plus vite aussi de l'oxygène. De plus, vous savez que la respiration est une cause de refroidissement, puisque nous émettons de la vapeur d'eau par les poumons, et c'est encore un moyen dont la nature se sert pour régulariser la température, moyen qui est le seul chez les animaux. Les chiens, vous l'avez sans doute remarqué, respirent très vite quand ils ont couru.

Il y a donc deux principaux phénomènes produits par la fièvre : l'augmentation des battements du pouls et l'augmentation de la respiration. Il y a encore un ensemble de phénomènes adjoints tels que la *rougeur*, — vous savez pourquoi, — la *transpiration*, — vous savez encore pourquoi, — *l'agitation*, due à ce qu'on est mal à son aise, à ce qu'on a chaud, et aussi à ce que les produits brûlés sont quelquefois des produits toxiques ayant pour action l'excitation générale et qui peut avoir pour résultat un *peu de délire*, la *perte de la mémoire,* ou bien encore un peu *de somnolence;* en un mot, tous les phénomènes qui entourent la fièvre sont, soit sous la dépendance directe de la fièvre, soit sous la dépendance de la cause qui a produit cette fièvre.

Vous en savez maintenant bien assez sur cette question, et je laisse à vos monitrices le soin de vous dire comment on constate la fièvre, de vous expliquer ce qu'est la feuille de température, feuille qui n'est pas seulement une courbe sur laquelle on inscrit la température, mais une petite feuille d'observations en résumé.

Cette leçon vous a peut-être paru un peu dure, un peu aride, plus encore que la précédente. Vous noterez, s'il vous plaît, toutes les explications que vous pouvez avoir à demander, et nous ferons comme aujourd'hui, nous remettrons au point la prochaine fois tout ce qui a pu ne pas vous paraître clair.

VIII

I. *Le thermomètre médical :* Description.

L'index.

II. *Prise de température :*

Nombre et heures.
Nettoyage du thermomètre.
Vérification de la position de l'index et descente s'il y a lieu.
Préparation du malade.
Température axillaire.
Température buccale.
Température rectale (relation avec la température axillaire).

Temps à attendre.
Inscription.

Prise du pouls : manière de compter. 0, 1, 2, etc.

Manière de tenir le pouls.
Inscription.

Maladie .... Date .... Nom ....

JOURS de la MALADIE R.80 P.180 T.42°			m s	m s	m s	m s	m s	m s	m s	m s	m s	m s	m s	m s	m s	m s	m s	m s	m s	m s	m s	m s	m s	m s
75	170																							
70	160	41																						
65	150																							
60	140	40																						
55	130																							
50	120	39																						
45	110																							
40	100	38																						
35	90																							
30	80	37																						
25	70																							
20	60	36																						
Dales																								

FIG. 44

Respiration : Manière de la compter.
Inscription.

III. *La feuille de température.*

IV. *La feuille d'observation.*

IX

EMPOISONNEMENT ET TRAITEMENT

Nous allons passer à une question du même ordre d'importance que la syncope, question que je ne traiterai pas à fond, mais qu'il est indispensable de débrouiller et qu'il faut à toute force connaître dans ses grandes lignes, pour les rares fois où l'on peut être appelé à agir; ce sont les cas d'empoisonnement. Il faudra que vous agissiez avec sang-froid, avec lucidité, sans trop tâtonner, et il faudra surtout que vous évitiez de faire des choses qui sont plutôt nuisibles qu'utiles.

Il y a donc dans ce que je vais vous dire presque deux côtés de la question : ce qu'il faut faire et ce qu'il ne faut pas faire.

Les empoisonnements dans lesquels vous aurez à intervenir sont toujours des accidents plus ou moins aigus, et la rapidité avec laquelle on agit est un élément considérable de succès pour sauver le malade.

Comme tous les accidents aigus, un empoisonnement est très souvent émotionnant; il faut d'autant mieux savoir d'avance ce que l'on aura à faire qu'on aura moins le temps d'y réfléchir. On peut dire que l'initiative des personnes présentes peut sauver la vie de la personne empoisonnée; elle ne doit donc pas être une sorte d'improvisation baroque du dernier moment, mais la mise en action de quelques règles parfaitement bien connues.

Quand doit-on penser qu'il y a empoisonnement? Eh bien, on doit penser qu'il y a empoisonnement toutes les fois que, brusquement, une personne en bonne santé est prise d'accidents rappelant un des types d'empoisonnement que nous décrirons tout à l'heure.

Ainsi, un enfant est en bonne santé, il joue, il est gai, et un moment après on le voit se tordre de coliques; on lui demande s'il n'a rien bu, et on sait qu'il est allé boire d'un liquide contenu dans telle ou telle bouteille égarée. Il y a là présomption d'empoisonnement. Cela ne veut pas dire que vous aurez raison, mais vous pourrez orienter votre rapide petite enquête de la façon que je vais vous indiquer.

Pour soupçonner un empoisonnement il faut qu'il soit possible. Comment peut-on le prévoir? En connaissant tous les corps toxiques que l'on possède chez soi, en sachant où ils se trouvent et en évitant de laisser inutilement à la disposition de tous aucun corps dangereux.

Une chose qu'il n'est pas inutile que vous sachiez, c'est que du moment que vous avez un agent toxique chez vous, vous êtes responsable des accidents d'empoisonnement qui peuvent se produire par lui. Par conséquent une de vos domestiques s'empoisonnerait avec un corps toxique que vous possédez, vous êtes civilement et moralement responsable vis-à-vis de la famille si vous avez omis de prendre toutes les précautions pour éviter cet accident.

Quelles sont donc les règles auxquelles on doit se soumettre quand on a un corps toxique chez soi?

Ces corps doivent être enfermés dans la mesure du possible; il va de soi que certains d'entre eux ne peuvent pas être enfermés, tels par exemple l'eau de cuivre qui sert aux nettoyages dans les cuisines, la potasse, l'esprit de sel, l'acide sulfurique — lorsqu'on est forcé d'en avoir; ceux-là sont forcément à la disposition du personnel et vous n'avez qu'une responsabilité atténuée, je parle civilement, car à ce point de vue on peut toujours être rendu responsable et on doit toujours chercher à mettre sa responsabilité à couvert en prenant des mesures supplémentaires.

Mais à part ces corps qui doivent être à la disposition de votre personnel, il y en a d'autres uniquement médicamenteux qui ne doivent paraître dans une maison que lorsqu'il y a un malade et disparaître dès que la maladie a cessé; c'est vous dire que tous les flacons qui restent après une maladie doivent être détruits et ceci pour trois raisons : la première, c'est que vous évitez ainsi des erreurs possibles par la suite, et la seconde c'est que ces médicaments se modifient dans leur composition et tel d'entre eux qui n'avait qu'une faible dose de toxicité peut devenir beaucoup plus toxique à la suite de fermentations. Une troisième raison que je dois ajouter, c'est qu'il est rare que deux malades aient besoin d'un même médicament et des mêmes doses; aussi lorsqu'on dit « cela servira peut-être », c'est un raisonnement qui est bien rarement juste.

Néanmoins, et malgré la nécessité où vous êtes de conserver à la maison le moins de toxiques possible, il y a tout de même des toxiques médicamenteux que vous devez posséder, qui constituent la pharmacie domestique et qui sont soumis à des règles générales qui sont les suivantes :

1° Tout corps toxique doit être contenu dans une bouteille autant que possible de couleur jaune ou bleue et ne ressemblant en rien aux bouteilles contenant du vin ou de l'eau minérale, par conséquent pas une bouteille de forme Bordeaux, Champagne ou Bourgogne, ni un litre en verre, donc une bouteille colorée de forme différente;

2° Tout médicament toxique doit être pourvu d'une

étiquette mentionnant la nature de l'agent toxique et d'une seconde étiquette obligatoirement rouge et sur laquelle doit être inscrite une des mentions suivantes : Médicament pour l'usage externe — Toxique — Poison. Pour deux ou trois corps comme le cyanure de potassium, l'étiquette doit porter une tête de mort et deux tibias entre-croisés, mais vous n'aurez jamais besoin de manier ces médicaments et ceci s'adresse exclusivement aux pharmaciens ;

3° Vous devez avoir dans votre pharmacie, enfermé, un petit inventaire de tous les médicaments que vous possédez, et les bouteilles rangées dans l'ordre de la liste.

Si toutes ces prescriptions ont été exécutées, votre conscience est déjà singulièrement dégagée. De plus, cela vous permet, dans le cas dont nous parlions tout à l'heure, lorsque vous soupçonnez un empoisonnement, et quand rien de ce qui est à la disposition de tous ne paraît être l'agent toxique, de faire un inventaire rapide de vos médicaments dangereux et de vous assurer qu'on ne vous en a pas dérobé. Avec la mentalité faussée qu'ont beaucoup de gens qui sont à notre service, il faut se méfier de la question suicide. Personne n'est à l'abri d'un accident de ce genre chez soi, il faut donc pouvoir être renseigné rapidement pour pouvoir donner à la personne les soins que comporte son état d'empoisonnement.

Toutes ces précautions étant prises, vous pouvez espérer qu'il n'arrivera rien, mais si vous êtes amenées à supposer un empoisonnement chez quelqu'un de votre maison, chez quelqu'un dont vous avez la responsabilité, que devez-vous faire ?

Les soins à donner à un empoisonné sont extrêmement précis, aussi précis que l'était tout à l'heure le traitement de la syncope tel que nous l'avons établi. Il faut en premier lieu chercher à faire évacuer le poison ;

en second lieu chercher, dans la mesure du possible, à le neutraliser, c'est-à-dire à le rendre inoffensif ou moins dangereux; en troisième lieu, il faut lutter contre tous les symptômes qui se présentent un à un; en quatrième lieu, enfin, chose qui ne regarde que le médecin, donner un antidote, c'est-à-dire un contre-poison ayant un effet opposé à celui qui a été consommé. Il va de soi que cette quatrième partie est extrêmement dangereuse, toute pleine de périls et que vous ne devez, en aucun cas, donner un antidote à proprement parler.

Revenons sur les trois premiers points, c'est-à-dire ceux qui vous regardent personnellement.

Tout d'abord, chercher à *faire évacuer le poison*, car il est clair que moins il y aura de poison de resté dans le corps, moins l'empoisonnement sera grave. Pour faire évacuer le poison il faut donc chercher à faire vomir le malade ou même l'empêcher d'avaler si vous êtes là au moment où il boit.

Comment doit-on s'y prendre pour faire vomir un empoisonné? Il faut autant que possible le faire vomir sans l'aide d'aucun médicament, c'est-à-dire le faire vomir par un traitement mécanique en introduisant une cuiller ou un corps mou, ou encore une grande plume de coq dans la bouche et en chatouillant la gorge; mais cela n'est possible que si le toxique n'a pas écorché la gorge, car s'il s'agit d'un empoisonnement causé par un caustique, — acide sulfurique, esprit de sel, — la gorge est d'emblée écorchée et elle est tellement douloureuse que vous provoquerez des cris de douleur en la touchant. Dans ce cas, comme dans beaucoup d'autres, du reste, il vaut mieux recourir à la nausée en faisant absorber de l'eau tiède à hautes doses; on peut ajouter à cette eau tiède un peu de savon en légère quantité, soit mieux, parce que cela a d'autres avantages, de l'albumine, c'est-à-dire faire de l'eau albumineuse classique et en faire boire le plus possible; le résultat cherché est de faire vomir, mais même si le vomissement ne se produit pas, le poison avalé sera beaucoup plus long à être absorbé et par conséquent il sera moins dangereux puisqu'il sera absorbé par doses moins massives; en aucun cas vous n'êtes autorisées à donner de l'émétique, et presque jamais, disons même jamais, de l'ipéca; l'émétique est un corps du même ordre que l'arsenic et si le malheur voulait que l'empoisonnement soit dû à l'arsenic, — liqueur de Fowler, liqueur de Pearson, liqueur de Boudin, arséniate de soude ou arséniate organique, — arsenic minéral pur enfin, vous augmenteriez l'empoisonnement par l'absorption d'une nouvelle dose ayant le même effet. Donc, vomissement par moyen mécanique, ou causé par de l'eau pure ou légèrement savonneuse ou albumineuse.

Seconde chose à faire, *chercher à neutraliser le poison;* pour cela il faut le connaître. Je vous dirai tout à l'heure les principaux symptômes d'empoisonnement qui vous aideront à savoir de quel poison il s'agit. Dès maintenant, je peux vous indiquer les principaux poisons dont vous possédez un neutralisant. Tout d'abord, les *acides :* acide citrique, acide acétique, acide sulfurique; acide chlorhydrique, azotique, acide oxalique, dont on se sert pour certains nettoyages. Pour tous les acides, vous neutralisez leurs effets en faisant prendre des alcalins, c'est-à-dire l'inverse au point de vue chimique, mais on n'a pas toujours des alcalins à sa disposition, aussi on se sert plutôt de sels alcalis; il y en a deux que vous avez presque toujours à la maison, le bicarbonate de soude ou sel de Vichy et la craie; ce sont d'assez bons neutralisateurs des acides; on fait une bouillie avec de la craie et on en fait avaler.

S'il y a empoisonnement par les *alcalis*, c'est-à-dire par la potasse, la soude, la chaux vive, l'alcali volatil ou ammoniaque, on se sert au contraire des acides que vous avez le plus facilement sous la main et dont le plus maniable est le vinaigre.

En cas d'empoisonnement par de l'*iode*, de la teinture d'iode, on diminue ou même on supprime l'effet de la teinture d'iode en faisant boire de l'eau en quantité ou mieux en faisant absorber une bouillie d'amidon. (On délaie de l'amidon dans un bol et on fait avaler au malade.) On sait que l'iode n'est pas soluble dans l'eau, et en faisant boire de l'eau il se produit une précipitation de l'iode par l'eau bouillie qui n'est pas assimilable et qui cesse d'être toxique ou l'est dans des proportions beaucoup moindres.

Ce sont les principaux neutralisants que vous pouvez employer; il y en a d'autres moins directement efficaces, mais qu'il faut pourtant connaître. Toutes les fois qu'on est empoisonné par un corps chimique très actif et qui s'appelle *alcaloïde* et dont le nom se termine généralement en ine — morphine, spartéine, aconitine, atropine — il est indiqué de prendre du tanin, soit sous forme de solution de tanin, soit sous forme d'infusion contenant du tanin. On fait dissoudre le tanin, qui n'est pas directement soluble dans l'eau, en le mouillant d'un peu d'alcool, il le devient ainsi. Mais on n'a pas souvent du tanin à sa disposition; on fait des infusions tanniques, qui sont généralement des infusions excitantes — le thé, le café sont des infusions tanniques; — d'autres infusions moins excitantes sont aussi utiles, le noyer, la feuille de chêne, dont on peut avoir plus facilement que du tanin, la ronce, la feuille de néflier.

Tous les *sels de métaux*, sels de fer, de cuivre, mercure, sulfate de fer, sulfate de cuivre, chlorures de mercure (sublimé, calomel), sels d'antimoine, etc., en un mot tous les sels de métaux, sont rendus moins dangereux par l'absorption d'albumine, c'est-à-dire d'eau albumineuse. Je vous ai dit comment on la préparait en battant deux ou trois ou même quatre blancs d'œufs, si on les a, dans un litre d'eau. Il se produit entre les métaux et l'albumine des combinaisons très difficilement absorbables.

Vous avez à peu près la liste des principaux antitoxiques. Il y a un corps qu'on donne très volontiers en cas d'empoisonnement, c'est le lait en abondance. C'est très bon sauf dans un seul cas qui, heureusement, devient maintenant de plus en plus rare, c'est l'empoisonnement par le phosphore. Lorsqu'on avait des allumettes phosphorées, l'empoisonnement était assez fréquent, mais maintenant il est devenu très rare. Eh bien, le lait a la propriété de faire augmenter la rapidité d'absorption du phosphore, mais en général vous ferez une bonne action en donnant du lait à une personne empoisonnée. Si vous avez des raisons de croire que l'empoisonnement est dû au phosphore, vous devez d'abord vérifier par l'haleine du malade qui empeste l'ail, odeur spéciale du phosphore, et d'autre part le malade vomit presque toujours et ses vomissements sont phosphorescents dans l'obscurité; dans ce cas, évitez tout ce qui est graisse, huile et lait.

Nous arrivons à la troisième partie de notre traitement de l'empoisonnement; nous avons cherché à faire évacuer le poison, ensuite à neutraliser ce qui en restait et ne pouvait être rendu; en troisième point nous allons chercher à *lutter contre les symptômes* provoqués par ce qui reste de poison.

Ces symptômes sont tantôt un abattement considérable contre lequel on lutte par l'ingestion de boissons excitantes, — thé, café; — tantôt, au contraire ce sont des phénomènes d'excitation qui se produisent, par exemple dans les empoisonnements dus à la strychnine. Vous êtes plus dépourvues contre ces phénomènes-là, car les calmants sont peu nombreux à votre disposition;

un des seuls que vous ayez toujours sous la main est l'infusion des quatre fleurs que vous faites un peu concentrée; à la rigueur vous pouvez donner une infusion légère de têtes de pavots, mais il faut y aller doucement, car on peut empoisonner quelqu'un avec une tête de pavot.

Dans un troisième groupe, le symptôme principal est la douleur. On peut calmer la douleur, d'une part, par la neutralisation que vous avez déjà faite, d'autre part par l'application de cataplasmes chauds, en particulier sur l'estomac et le ventre.

L'angoisse, fréquente dans tous les cas d'empoisonnement, doit être calmée par l'*action morale* qu'il ne faut pas laisser de côté; il faut remonter le malade, ne pas lui laisser voir son inquiétude, à moins toutefois qu'on ne le considère comme perdu, auquel cas mon avis est qu'il doit être prévenu du danger qu'il court, mais en général il faut toujours et même dans ce cas laisser au malade l'espoir de guérison; c'est un gros appoint pour y arriver; et du reste qui a jamais pu dire qu'un malade était définitivement perdu? Il faut lutter tant qu'il y a une ombre de souffle.

Un autre symptôme, extrêmement pénible, est le refroidissement. Il faut lutter contre le refroidissement par des frictions et l'application de fers chauds, de fers à repasser. Entre parenthèses, quand vous ne disposez que d'un litre d'eau chaude, au lieu de faire une boule vous devez tremper dedans cinq ou six fers à repasser et vous avez ainsi une surface chauffante beaucoup plus vaste, beaucoup plus considérable, ce qui vous donne le temps de faire chauffer encore de l'eau; ce sont des petites choses auxquelles il faut penser pour aller vite.

Vous pourrez constater d'autres symptômes, mais parmi les symptômes graves que vous pourrez encore rencontrer et contre lesquels il faut lutter, c'est la syncope qui termine presque tous les empoisonnements. Vous devez lutter contre elle par tous les moyens que vous connaissez et par la respiration artificielle prolongée. C'est le cas surtout de l'empoisonnement léger avec la ciguë, qui provoque la paralysie des muscles respiratoires. Pendant le temps qu'on opère la respiration artificielle, on laisse aux muscles paralysés le temps de reprendre leur tonicité et leur contractilité, et une fois la crise passée, le malade n'en conserve pas de traces.

Il y a encore un groupe d'empoisonnements qu'il faut que je vous cite à part, mais sur lequel je ne puis vous dire que peu de choses, car les symptômes et le traitement en sont trop variés; c'est l'empoisonnement par les aliments, dû à des viandes avariées, à des moules attachées à la coque d'un navire ou s'étant trouvées auprès de produits toxiques quelconques; il n'y a absolument aucun rapport entre eux. La plupart du temps les empoisonnements alimentaires sont assez complexes parce qu'ils sont à la fois un empoisonnement et une infection, je ne puis donc vous donner aucun détail précis. Reportez-vous à ce que je vous ai dit tout à l'heure des soins généraux; de plus, il faut une diète absolue.

Il y a aussi l'empoisonnement par l'alcool, autrement dit l'ivresse grave, pour laquelle on peut être appelé à donner des soins. Vous ferez le plus grand bien à un pochard en lui faisant absorber douze à quinze gouttes d'ammoniaque dans un verre d'eau; on le dégrise à merveille. Il n'y a pas de jours où l'on n'amène à l'hôpital des pochards en disant qu'ils sont atteints de congestion; il ne faut pas s'en laisser imposer et s'assurer que l'haleine n'a pas d'odeur caractéristique d'alcool. Il faudrait alors réchauffer et ranimer le patient jusqu'à ce qu'il puisse boire et à ce moment seulemen lui donner la solution ammoniacale indiquée plus haut.

Ceci m'amène à insister sur une des choses qu'il ne faut pas faire, c'est de faire boire des gens qui n'ont pas leur connaissance; vous ne les faites pas boire, vous leur versez du liquide et comme ils n'ont pas de réflexe de la gorge, l'épiglotte ne fera pas le mouvement préservateur et si vous leur faites avaler de l'ammoniaque, même étendue d'eau, vous leur mettez ce liquide directement dans les poumons et je vous prie de croire que cela ne leur fait pas de bien. Et pourtant c'est une faute courante; un malade tombe dans la rue, on lui fait absorber un cordial qui est d'ordinaire de la chartreuse ou de l'arquebuse, on lui verse ainsi généralement le contenu du petit verre dans la trachée, ce qui fait qu'il se trouve fort mal à l'aise en se réveillant. Donc, jamais il ne faut faire boire quelqu'un qui est sans connaissance; aussi, tout à l'heure lorsque je parlais de l'homme en état d'ivresse, je ne voulais parler que de celui qui n'est pas ivre-mort; s'il est dans cet état, il faut commencer par le ranimer.

Malgré l'illogisme apparent de l'ordre que je suis, le moment est venu de vous décrire les trois grands types d'empoisonnement. J'aurais pu commencer par là, mais il me semble qu'il était plus commode de supposer reconnu l'empoisonnement et de parler du traitement. Je vais vous montrer très en gros les trois grands types d'empoisonnement, pour vous permettre de reconnaître avec plus de probabilité que le malade que vous avez à soigner est un empoisonné. Toutefois il est nécessaire que vous sachiez bien que les types ne sont jamais aussi nets que je vais vous les décrire et que souvent ils se confondent. Ils sont au nombre de trois :

Premier type, empoisonnement avec dépression générale; c'est le cas de tous les calmants, par exemple de l'opium et ses dérivés, le laudanum entre autres et l'élixir parégorique; empoisonnement par des alcaloïdes, morphine, atropine, codéine par exemple.

Donc l'opium, la belladone, la nicotine, — empoisonnement des collégiens par le premier cigare, — plus un certain nombre de corps calmants moins employés, tels que par exemple l'aconit et ses dérivés, ou le dérivé de la belladone, l'atropine, donnent un type d'empoisonnement dont le caractère dominant est la somnolence qui va jusqu'à l'hébétude et qui s'accompagne d'une sorte d'angoisse provenant de la paralysie partielle des membres et dés muscles respiratoires, d'une dilatation de la pupille, d'un refroidissement progressif, avec transpiration et viscosité de la peau; dans une période plus avancée, des irrégularités respiratoires, des tendances à la syncope et enfin la syncope.

Second type, empoisonnement par les excitants, strychnine ou corps analogues; comme médicaments courants, la teinture de noix vomique, les gouttes amères de Baumé qui contiennent de la strychnine et des corps voisins qui donnent des symptômes assez semblables à ceux du tétanos. L'excitabilité est telle que le moindre bruit, le moindre choc provoque des contractions musculaires et la respiration est difficile pour la raison inverse du premier cas, car, au lieu de se relâcher, les muscles de la poitrine restent crispés. La pupille est contractée, elle est toute petite au lieu d'être large comme dans le premier cas; l'angoisse est la même. La figure, après avoir été rouge, colorée, devient pâle et bleuie parce que la respiration ne se fait pas; comme dans le premier cas, il y a tendance à la syncope, puis syncope véritable, puis arrêt du cœur si l'on n'intervient pas.

Enfin, dans le troisième type d'empoisonnement, c'est la douleur qui domine; ces empoisonnements sont dus à des caustiques ou à des alcalins dont je vous parlais tout à l'heure : sulfate de cuivre, sulfate de fer, sulfate de mercure, sublimé, ammoniaque, calomel à hautes doses, etc., etc., plus certains métalloïdes comme l'arsenic ou l'antimoine. La douleur est donc le point dominant de ces empoisonnements; la bouche a été brûlée; l'œsophage, l'estomac, les intestins corrodés; de plus il y a un ballonnement ou une contraction abdominale considérable avec des symptômes plus ou moins grands d'excitation ou de dépression, suivant les individus et suivant le sel absorbé.

Je vous rappelle que certaines intoxications combinent souvent leurs symptômes les uns avec d'autres, que certains empoisonnements peuvent être accompagnés de périodes de dépression et de périodes d'excitation tout en étant dus à des corps qui ne les donnent pas d'ordinaire, spécialement dans les empoisonnements par viandes avariées, par des champignons, qui comprennent un certain nombre d'espèces très différentes qui ne produisent pas du tout les mêmes effets.

Avec les indications que je vous ai données tout à l'heure, vous pouvez rendre bien des services, mais vous devez attendre le médecin avant de donner des médications plus actives, car vous risqueriez d'ajouter un empoisonnement à un autre.

Voulez-vous des exemples des difficultés du maniement des poisons : la cocaïne à toutes petites doses donne un effet excitant; à une dose supérieure, l'effet est déprimant; l'opium est recherché par les fumeurs parce qu'à petites doses l'effet est excitant; à hautes doses, l'effet est déprimant. Il en est ainsi de beaucoup d'autres.

Pour les empoisonnements par les champignons, il faut chercher à les faire rendre, il faut chercher à provoquer des vomissements immédiats, mais, pour neutraliser le poison, vous êtes impuissantes, il n'y a pas de neutralisants directs; vous devez chercher à lutter contre les symptômes en faisant boire du thé, même un peu d'alcool.

Dans les empoisonnements alimentaires, pour se

rendre compte de leur nature, il y a une chose dont il faut tenir compte, c'est qu'en général une famille entière est atteinte, et, chose plus caractéristique, si une personne n'a pas pris d'un plat, elle seule n'est pas malade; vous avez alors une certitude.

De cette leçon retenez surtout les raisons de croire à un empoisonnement et les points essentiels du traitement d'urgence.

IX

Matériaux de pansements :

Compresses stérilisées.
Paquet de coton hydrophile.
Coton cardé stérilisé.
Taffetas chiffon.
Bandes de diverses longueurs.
Bandes Velpeau ou de gaze.
Bandes de toile.

Médicaments :

Alcool à 90°.
Éther.
Antiseptique : paquets d'oxycyanure ou de sublimé.
Iode.
Laudanum.
Elixir parégorique.
Alcool de menthe ou eau de mélisse.
Quinine (cachets ou comprimés).
Antipyrine.
Magnésie (sulfate) et huile de ricin.
Sinapismes.

Trousse à pansements :

Ciseaux.

Pince à disséquer.
Sonde cannelée.
Spatule.
Thermomètre.

Ventouses :

Simples, manière de les appliquer.
Scarifiées.

Tisanes :

Infusion, décoction, macération.

X

L'EAU EN ALIMENTATION, EN HYGIÈNE, EN THÉRAPEUTIQUE

La question de l'eau est extrêmement vaste, mesdames, et naturellement nous ne l'épuiserons pas, pas plus, du reste, qu'aucun des sujets que nous traitons ici. Pourtant il y a certaines choses qu'il faut savoir quand on parle de l'eau. Il faut savoir que l'eau, qui est d'un usage courant dans la vie domestique ordinaire, a toutes sortes d'indications aussi en hygiène et en thérapeutique; il faut connaître un peu ces indications et savoir appliquer l'eau.

Mais, indépendamment de cela, il y a bien des choses qu'une maîtresse de maison doit savoir en ce qui concerne l'eau. Elle doit savoir quelle est sa potabilité, c'est-à-dire quelle est sa valeur au point de vue alimentaire, et elle doit savoir, au besoin, faire retrouver à l'eau ses qualités, si celles-ci sont perdues ou si elle n'en est pas sûre.

Il est donc indispensable d'être un peu fixé sur ce qu'on appelle une eau potable.

Ce qui justifie du reste que je commence par vous parler de l'eau au point de vue alimentaire, c'est que c'est l'emploi le plus fréquent de l'eau, et, en parlant des aliments, nous avons dit que l'eau constituait l'un des cinq aliments types, que nous consommions l'eau dans des proportions considérables équivalant à peu près à deux litres par jour. Nous ne prenons pas évidemment ces deux litres d'eau en nature, nous les prenons en partie en nature, en partie dans les boissons que nous consommons; que ces boissons s'appellent du vin, de la bière, du cidre, du lait même, ces boissons contiennent des quantités considérables d'eau; et nous les consommons aussi avec tous les aliments que nous prenons, sans aucune exception. En effet, tous les aliments contiennent de l'eau, même les plus secs, en proportion notable; ainsi, par exemple, des haricots secs, avant d'être cuits, peuvent contenir encore jusqu'à 25 pour 100 d'eau; des légumes non mouillés, tels que des pommes de terre, en contiennent 50, 60 pour 100; la viande de boucherie en contient à peu près la même proportion. Certains légumes et certains fruits, enfin, en contiennent de telles quantités qu'on peut dire que le fruit est constitué par des alvéoles remplies d'eau; c'est ainsi qu'une pomme contient 80 à 85 pour 100 d'eau, une pêche en contient encore davantage, le raisin à peu près la même dose que la pêche.

Vous voyez que lorsque vous absorbez une demi-livre de raisin, par exemple, ce qui représente à peu près deux grappes, vous absorbez plus de 200 grammes d'eau, et cela vous explique qu'on arrive assez facilement, au bout d'une journée, même pour les personnes qui sont peu buveuses, en additionnant les quantités d'eau consommées, au chiffre de deux litres d'eau que je vous indiquais tout à l'heure, comme une moyenne du reste.

Comme toutes les rations alimentaires, la quantité d'eau qu'on consomme varie beaucoup avec les conditions dans lesquelles on se trouve, le régime qu'on suit, la région que l'on habite, la saison, la température même dans chaque saison, et on ne peut pas fixer de chiffre exact à la consommation de l'eau, pas plus qu'à la consommation d'aucune matière alimentaire.

Lorsqu'on habite une grande ville, on est à peu près sûr de la qualité de l'eau dont les services généraux ont assuré la responsabilité pour alimenter cette ville, et, à moins d'accidents possibles, mais rares, on peut se fier à peu près à l'eau d'une ville. Si, par excès de prudence, on filtre son eau, c'est très bien, mais on peut dire qu'on est relativement à l'abri de maladies graves infectieuses en buvant l'eau fournie par le service des Ponts et Chaussées dans les grandes villes.

Dans les villes de province il en est de même, dans la plupart des villes de moyenne importance tout au moins; dans les petites villes, c'est déjà beaucoup plus chanceux, surtout dans les petites villes situées dans des régions mal fournies d'eau. Quant aux villages, les uns donnent de l'eau excellente et au-dessus de tout reproche, les autres donnent, en permanence, de l'eau plus que douteuse. Cela vient de ce que l'eau consommée dans les villages étant l'eau qu'on trouve, tant qu'elle n'a pas été contaminée c'est très bien, mais à partir du moment où elle l'est, elle l'est pour longtemps, à moins que les services du département ne s'en émeuvent et procèdent à des désinfections toujours un peu imparfaits.

Autant donc on peut être rassuré quand on habite un village depuis longtemps et qu'on sait que l'hygiène de ce village est bonne, en particulier qu'il n'y a jamais de fièvre typhoïde, autant on peut être rassuré sur la consommation de son eau, autant il faut être réservé, quand on traverse un pays qu'on ne connaît pas, pour consommer de l'eau à des fontaines ou à des sources sans rien demander. Il est rare que, dans une région, il n'y ait pas de source qualifiée d'un nom plus ou moins caractéristique, tel que « source maudite », « source noire », « source au diable ». Ces noms ont un avantage, en dehors du pittoresque de leur appellation, c'est de mettre en garde contre la consommation de leur eau; pour la plupart elles sont contaminées, par exemple par un ancien cimetière dans lequel ont été enfouis des typhiques au moment d'une épidémie, ou par des couches de matière insuffisamment filtrante laissant pénétrer des microbes organiques, et les gens du pays savent fort bien que tous les individus qui boivent, sinon en passant, tout au moins d'une façon courante, de l'eau de ces sources, finissent tôt ou tard par être pris d'accidents infectieux graves.

Il faut donc se renseigner avant de boire de l'eau d'une source qu'on ne connaît pas, et lorsqu'on est en excursion, lorsqu'on voyage en automobile en particulier, puisque actuellement on voyage de cette façon, il faut être très réservé pour son alimentation d'eau et si on a quelques doutes sur le renseignement qui vous est donné, ce qu'on a de mieux alors à faire, c'est de préparer son eau soi-même, c'est-à-dire de la faire bouillir, autrement dit de ne consommer que des infusions et non pas de l'eau simple; on peut avoir du thé, dont l'eau, par conséquent, aura bouilli et qui aura été, de ce fait, privée de micro-organismes vivants propres à vous contaminer. On peut aussi recourir à des procédés de stérilisation qui ne sont guère pratiques en voyage et que je ne vous indique pas.

On peut enfin, ressource qui est un peu plus simpliste mais un peu plus encombrante aussi, emporter de l'eau minérale.

Si on habite un pays dont l'eau est douteuse e qu'il faille en faire de l'eau de consommation, comment peut-on y arriver?

Le premier procédé est celui que j'indiquais tout à l'heure, c'est-à-dire l'ébullition de l'eau. On fait bouillir de l'eau pendant une dizaine de minutes, par exemple, et puis on la laisse refroidir, au besoin même on peut l'aérer en la battant avec une sorte de roulette semblable à celle qui sert à faire monter les blancs d'œufs en neige. Ou bien on peut la consommer non aérée, si l'on veut, en la coupant avec des boissons telles que du vin, du cidre ou de la bière.

Lorsqu'on est consommateur d'eau pure, cette eau est peu agréable, elle est lourde, et ordinairement elle a déposé, dans le vase où on l'a fait bouillir, les sels qui lui donnent sa saveur, par conséquent elle donne une sensation assez pénible à la bouche.

Il y a un procédé qui est meilleur, c'est celui de filtrer son eau avec un bon filtre. Les bons filtres ne sont pas très nombreux, ou plutôt presque tous les filtres sont bons les premiers jours qu'ils filtrent, mais ils s'encrassent très vite et ne donnent plus ou aucun débit, ou qu'un débit insuffisant, ou bien s'ils continuent à donner un débit, c'est qu'ils ne filtraient pas bien dans les premiers jours, de telle sorte que l'on aboutit à ce résultat de boire l'eau plus mauvaise parce qu'elle est filtrée.

Il est donc indispensable d'avoir un bon filtre et il n'en existe pas beaucoup. Il y en a un que l'on considère à peu près partout comme un bon filtre, c'est celui qui est dû à la collaboration de Chamberland et de Pasteur et qu'on appelle le filtre Chamberland, mais encore à la condition de faire procéder soi-même ou par la Société au nettoyage et au changement des bougies.

Il y a un second système de filtre qui consiste en une combinaison de couches de sable et de charbon. C'est un assez bon système aussi, pourvu que ce filtre soit remplacé souvent et qu'on ne lui demande pas de filtrer trop d'eau à la fois.

Pour que la filtration dans ces appareils soit bonne, il faut que l'eau passe lentement et que, pour une surface donnée de sable et de charbon, on ne demande pas plus de tant de litres par jour. Tous ces calculs ont été faits, les barêmes ont été établis dans les sociétés qui se chargent de l'établissement de ces filtres, je n'ai donc pas à vous les donner, mais il faut retenir ces deux règles :

1° Changement fréquent;

2° Ne pas pousser la consommation du filtre au delà de ce qu'elle peut être.

En dehors de cette façon de se procurer de l'eau stérilisée, on peut encore recourir à des procédés de stérilisation chimique, au permanganate de potasse, par exemple, ou à la stérilisation à l'eau de Javel, mais c'est extrêmement désagréable parce que cela laisse une petite odeur, quoi qu'on fasse, et c'est tout ce qu'il y a de plus désagréable à boire. Je n'en parle donc pas. Ce sont des procédés qui ont leur valeur pour les troupes en campagne, par exemple, et lorsqu'il est nécessaire de se procurer de l'eau en quantité considérable, mais pour les usages domestiques il me semble qu'on peut les délaisser et ne pas en parler.

Les qualités d'une eau, même pure au point de vue microbien, ne sont pas toutes les mêmes, et pour vous le prouver je vais prendre des exemples aux deux extrêmes de l'échelle : d'une part l'eau distillée, c'est-à-dire l'eau chimiquement pure, est mauvaise parce qu'elle ne contient rien; et, à l'autre extrême, je peux prendre les eaux dites minérales, c'est-à-dire contenant dissoutes en quantités considérables des matières qui finissent par lui donner une valeur thérapeutique. Je pourrais vous citer des quantités de ces eaux que vous connaissez aussi bien que moi, que ce soient les eaux de Vichy, qui sont des eaux bicarbonatées, que ce soient des eaux sulfureuses comme celles de Barèges ou de Cauterets, que ce soient des eaux ferrugineuses comme celles de Saint-Albans ou d'Orezza; que ce soient des eaux contenant de l'arsenic comme celles de la Bourboule, de la lithine, comme celles des Vosges. Toutes ces eaux renferment des produits médicamenteux les rendant efficaces contre certaines maladies. Mais ce ne sont pas des eaux dites potables.

Une eau potable est une eau qui, d'une part, ne contient pas tous ces médicaments, toutes ces drogues en quantité notable comme les eaux minérales; d'autre part, qui contient néanmoins des sels en quantité suffisante pour les rendre légères et bonnes au goût.

Les eaux courantes, les eaux potables les meilleures, contiennent dissous des sulfates, des carbonates de chaux, de potasse, de soude, et contiennent aussi des gaz. Les gaz de l'atmosphère, en effet, l'oxygène et l'azote, et tous les autres gaz qui sont contenus en quantité moindre dans l'air, se dissolvent dans l'eau et contribuent à lui donner sa légèreté. Ce sont ces gaz qui, lorsque vous faites bouillir l'eau, commencent à s'échapper avant l'ébullition de l'eau, au cours du phénomène qu'on appelle le chant de l'eau. Ce sont des bulles de ces gaz dissous, qui s'assemblent sur les bords du récipient et qui s'échappent de l'eau.

L'eau potable est donc, d'une part, une eau pure de micro-organismes pathogènes, c'est-à-dire de micro-organismes capables de donner des maladies. Il ne s'agit pas, bien entendu, d'une eau absolument pure de microbes, cela n'existe pas; à moins d'avoir une eau stérilisée, toutes les eaux contiennent plus ou moins de microbes, il faut qu'elles n'en contiennent pas plus d'une certaine quantité, 50 ou 100 par centimètre cube, suivant les villes. D'autre part, l'eau potable contient une certaine quantité de sels, mais pas trop de sels.

Il y a des eaux dites encore eaux potables, mais qui sont lourdes, qu'on appelle les eaux séléniteuses. Je vous en parle parce qu'elles se trouvent fréquemment dans cette région. Elles contiennent du sulfate de chaux en grande quantité et elles sont un peu lourdes à la digestion. Elles ont un autre inconvénient qui vous intéresse un peu plus spécialement si jamais vous surveillez votre cuisine, c'est qu'elles cuisent très mal les légumes verts. Elles forment, avec les sels qui sont contenus dans les légumes verts, les haricots, par exemple, des précipités qui protègent les légumes contre la cuisson. On peut obvier à cet inconvénient en additionnant l'eau de sel de Vichy, de bicarbonate de soude.

Voilà l'eau dans l'alimentation. Je voudrais y ajouter la façon de boire : il ne faut pas trop boire en commençant le repas, il faut plutôt se réserver pour la fin; il ne faut pas trop boire non plus au cours du repas, et, d'autre part, il peut être avantageux de boire, entre les repas, en se levant, en se couchant, mais je dépasserais ici les limites de ce cours, et si je voulais entrer dans ces considérations il faudrait vous donner des raisons de ce que je dis, je n'en ai vraiment pas le temps.

Nous passons tout de suite à ce qu'est l'eau en hygiène et en thérapeutique.

En hygiène, vous connaissez le rôle de l'eau. J'aurai peu de chose à vous dire, ce sont des rappels que je ferai plutôt.

En hygiène, l'eau sert à tout ce qui est nettoyage et à la toilette.

L'usage de l'eau, en ce qui concerne la toilette, tient à ce qu'elle est un dissolvant d'une certaine quantité de substances; elle tient aussi à ce qu'elle est le produit le plus abondant dans le monde.

Mais l'eau n'est pas absolument suffisante pour la toilette puisque vous savez que certains corps, les corps gras, par exemple, ne sont pas solubles dans l'eau; c'est pour cela que vous ajoutez du savon à l'eau pour faire une toilette soignée.

Enfin, on peut être amené de temps en temps à employer de l'alcool, parce que certaines substances ne sont solubles ni dans l'eau pure, ni dans l'eau savonneuse; ce sont les substances résineuses, telles que le benjoin, telles que les essences, qui sont, au contraire, très solubles dans l'alcool. Et, de fait, après une toilette soignée à l'eau, après une toilette même à l'eau savonneuse, si on passe un tampon imbibé d'alcool, ce tampon devient encore gris, ce qui prouve que certaines substances, certaines poussières ont échappé à l'action des deux premiers corps et se laissent dissoudre sous l'influence de ce troisième.

Au point de vue de l'hygiène spéciale de la peau, je crois que l'alcool ne convient pas à tout le monde, c'est la seule réserve qu'on puisse faire, et l'on peut dire que la toilette constante à l'alcool serait une mauvaise chose. A part cela, elle a des avantages de temps en temps parce qu'elle est stimulante, qu'elle tonifie la peau, la fortifie, la solidifie, et, à ce point de vue, c'est une bonne chose.

Indépendamment de la toilette courante, l'eau sert à tous les nettoyages, au lavage du linge, au lavage des maisons, et là encore je n'ai pas besoin d'insister.

Nous passons tout de suite à ce qu'est l'eau en thérapeutique, et cela m'amène à vous dire ce que c'est que l'eau, ce que j'ai omis de vous dire jusqu'à présent :

L'eau est une combinaison d'oxygène et d'hydrogène dans la proportion d'un tiers à deux tiers.

J'ai omis aussi de vous dire, ce que vous savez encore mieux, qu'elle se présente sous trois états : sous la forme solide, la glace, sous la forme liquide, l'eau ordinaire, et sous la forme gazeuse, la vapeur.

De telle sorte que l'eau se présente, dans la nature, à des températures qui peuvent aller depuis les températures les plus basses, puisque, au pôle nord, on trouve de l'eau à 40° au-dessous de zéro, jusqu'aux températures les plus élevées, puisque, en enfermant l'eau dans des conditions spéciales, dans un autoclave, par exemple, on peut la porter jusqu'à 200°, 300° et même davantage. Mais, à l'air libre, vous savez que la température maxima de l'eau liquide est de 100°. Le point d'ébullition de l'eau, vous le savez, c'est-à-dire 100°, est le point fixe pris par définition pour l'évaluation des températures, alors qu'on a pris comme zéro le point où la glace fond.

Quant à la vapeur, elle ne peut être surchauffée, je vous l'ai dit, que sous pression.

Cette propriété spéciale de l'eau de pouvoir se trouver à toutes les températures est une chose très précieuse puisqu'elle permettra de refroidir et de réchauffer certains points de l'organisme, ou, si on ne se sert pas de la chaleur ou du froid eux-mêmes, en utilisant les réactions que provoquera l'application de la température que comporte l'eau.

C'est ainsi qu'on a été amené à se servir de l'eau sous ses trois états : l'état de glace, l'état solide et l'état gazeux.

L'état de glace a été utilisé, d'une part, pour ses propriétés insensibilisantes. Toutes vous savez que lorsque le froid a diminué la température d'un organe, sa sensibilité en devient moins vive. Tout le monde sait qu'on a les doigts moins sensibles l'hiver. Appliquez de la glace sur un abcès très douloureux, il deviendra moins douloureux parce qu'il se produit un phénomène de décongestion dû à la contraction des petits vaisseaux vaso-moteurs; et cette contraction pourra servir à diminuer la tendance aux hémorragies dans une région donnée. On pourra donc également se servir de la glace comme hémostatique, soit en applications externes, soit en faisant sucer de petits morceaux de glace dans certaines hémorragies internes, telles que les crachements de sang et les vomissements de sang.

On vous indiquera du reste, tout à l'heure, comment on fait cet emploi.

L'eau en vapeur sert à la fois ou tour à tour ou à

cause de sa chaleur ou à cause des propriétés spéciales qu'elle doit à sa qualité d'eau vaporisée, c'est-à-dire d'amollissement, d'assouplissement des tissus, ou, dans certains cas, on l'emploie exclusivement parce que c'est une vapeur chaude et saturant l'atmosphère, comme dans le bain de vapeur.

Dans le bain de vapeur, l'organisme est porté à une haute température dans une atmosphère où il ne peut que difficilement évaporer, où la saturation de l'eau est à peu près complète autour de lui, où le refroidissement ne se fait par conséquent pas. Il en résulte des actions spéciales prévues et favorables à l'organisme.

Je vous énumère ces emplois de l'eau, non pas parce qu'ils peuvent vous être directement utilisables (il faut être très réservé dans l'usage de ces pratiques), mais pour vous expliquer ce qu'on fait de l'eau sous ses trois états.

Naturellement, c'est sous sa forme liquide qu'on emploie le plus l'eau en thérapeutique. Cette eau s'emploie soit en applications externes, l'eau étant mise au contact du corps, soit en bains, le corps étant plongé dans l'eau. Sous la première forme encore, on l'utilise soit en lotions ou douches, ou pour ses qualités calorifiques, parce qu'elle est froide, ou tiède, ou chaude, ou bien encore pour ses propriétés spéciales. Je devrais étendre ceci encore aux propriétés spéciales des eaux minérales, puisque vous savez que dans nombre de stations les applications d'eau sont très variées suivant l'effet qu'on veut obtenir. En boisson, l'eau simple ou minérale donne lieu à de nombreuses applications thérapeutiques.

Quoi qu'il en soit, il faut retenir que le bain, la douche, la lotion que je vais vous décrire tout à l'heure, doivent provoquer et provoquent effectivement une action dans l'organisme et que cette action est suivie de ce qu'on appelle une réaction. Autrement dit, si vous appliquez à la surface du corps, qui est, comme vous le savez, à 37 degrés en moyenne, de l'eau à une température inférieure, aux environs de 20 à 25 degrés par exemple, il en résulte immédiatement une action qui se produit dans tous les cas au contact du froid, qu'il soit produit par une cause ou par une autre, c'est-à-dire une contraction de tous les vaisseaux, contraction tendant à faire refouler le sang à l'intérieur, à le protéger contre la radiation exagérée. Il en résultera, par conséquent, un refroidissement de la surface du corps. Si ce refroidissement persiste, il peut survenir des troubles graves constituant ce que vous appelez couramment « un refroidissement », troubles extrêmement variés du reste. Au contraire, si l'organisme réagit bien, s'il fait bien la réaction (vous voyez que je retrouve le même mot), un moment après cette application froide, la surface du corps redeviendra d'autant plus rose et même rouge qu'elle a été plus pâle et froide avant, et elle perdra d'un coup toute la quantité de chaleur qui n'a pas été perdue au moment même. Il en résulte, dans les échanges vitaux, dans les échanges des produits organiques, des modifications qu'on utilise pour le traitement des maladies.

Au sortir d'un bain, si la réaction ne se fait pas, on emploiera un certain nombre de moyens qui vous seront indiqués tout à l'heure et sur lesquels je ne veux pas insister, mais qui sont très importants à connaître.

Il est très important également de connaître le phénomène de la réaction pour savoir juger quand il ne se produit pas et savoir employer à temps les bons moyens pour le provoquer.

Je vous disais tout à l'heure qu'on emploie l'eau, non seulement dans son état liquide, à cause des qualités qu'elle tient de cette manière d'être, mais aussi pour abaisser la température. Eh bien! le bain destiné à abaisser la température devient de moins en moins fréquent. On s'était un peu fait illusion sur l'abaissement de température résultant d'un bain, par exemple dans un cas de fièvre typhoïde, et on sait fort bien que les bons effets obtenus par les bains — parce qu'on les obtient toujours, rien n'a été changé à ce point de vue — le sont autant avec un bain relativement chaud qu'avec un bain très froid que la méthode primitive employait. De telle sorte que, en cherchant à s'expliquer les choses, on a vu que les bons effets de repos, d'apaisement, de bien-être donnés au malade par le bain, sont aussi considérables avec un bain moins froid qui est bien moins désagréable au moment où on le donne, qu'avec un bain extrêmement froid.

Je n'ai pas à m'étendre sur ces considérations, mais cela peut vous expliquer certaines modifications dans la manière d'appliquer l'eau, modifications qui se généralisent de plus en plus et qui font que l'on compte beaucoup moins sur le bain pour refroidir la température directement, que pour modifier les échanges organiques troublés par la maladie.

Au point de vue de l'emploi de l'eau, en hygiène comme en thérapeutique, je vous ai dit qu'il y avait différentes manières d'appliquer l'eau à la surface du corps. Ces différentes manières sont : la lotion, qui consiste à tremper un linge ou une éponge dans l'eau et à en mouiller la surface du corps sans faire couler cette eau. L'affusion, qui consiste à faire couler l'eau le long de la surface du corps, mais sans la projeter. Et enfin la douche qui consiste à projeter l'eau de l'objet où elle se trouve sur le corps.

La douche peut être soit locale, soit générale, soit chaude, soit froide, soit encore alternée, ce que l'on a coutume d'appeler la douche écossaise, soit en jets brisés, enfin de mille façons, soit, au contraire, en masse. Il y a de nombreuses variétés de douches différant par le temps de la douche, par les interruptions qu'on fait subir. Tout cela, ce sont des choses prescrites très exactement par le médecin traitant ou le médecin thermal dans les stations hydrothérapiques. On ne doit rien laisser au hasard dans cet ordre d'idées.

Ce que j'ai dit est suffisant pour que vous ayez des notions générales sur l'emploi de l'eau. Quant aux notions précises qui concernent l'emploi de l'eau au cours des maladies ou à domicile, on va vous en parler et je n'ai pas à y insister davantage.

X

IRRIGATIONS

Définition. Matériel :

Bock à injection.
Liquide à injecter.
Cuvette ou bassin.
Préparation puis exécution.
Irrigation en surface sur les plaies ; par exemple, pour décoller un pansement.
Irrigation en profondeur.

Nez : direction de la canule ; liquide.

Oreilles : indications rares (corps étrangers).

Direction du jet.

Gorge.

Intestin : Sur le côté.
Sur le dos.
Irrigation réduite ou lavement.
Direction de la canule, etc.
Trois variétés de lavements :
Simple.
Médicamenteux.
Nutritif.

Bains généraux ou locaux : froids, tièdes ou chauds.

a) *Préparer* le bain.

b) *Donner* le bain et pendant ce temps préparer le lit (introduction dans le bain, boisson chaude, surveillance du pouls et de la face, réchauffement ou refroidissement, compresses sur la tête, etc.).

c) *Au sortir du bain :* la réaction.

Enveloppements humides :

Préparation.
Application.

Vessie de glace :

Préparation.
Application.
Surveillance.

Brûlures :

Sans plaie au premier degré : pansement humide ou mixte.

Avec plaie : pansement aseptique avec vaseline simple ou boriquée.

Respecter les ampoules que le médecin doit trouver intactes.

XI

APPAREIL RESPIRATOIRE

Aujourd'hui nous allons finir notre petit programme d'anatomie en parlant de l'appareil respiratoire.

Cet appareil, selon la façon dont on le décrit, est ou très simple, ou très compliqué. Je m'empresse de vous dire que nous choisirons la première façon, la façon simple, pour la raison que nous n'avons pas le temps de le faire d'une façon compliquée, mais surtout parce que l'essentiel, pour vous, est de connaître les organes qui composent cet appareil, d'en savoir la fonction dans l'appareil respiratoire, et de connaître en particulier la fonction du principal des organes de l'appareil respiratoire, qui est le poumon, ainsi que le mode et le rythme de cette fonction.

La conséquence pratique qu'on tire de l'étude de l'appareil respiratoire est la façon de faire la respiration artificielle. On vous a déjà appris à la faire, par conséquent les notions qui sont l'aboutissement de ce cours vous sont connues, mais ce sera une occasion de les repasser rapidement.

L'appareil respiratoire est donc, comme tous les appareils, un ensemble d'organes. Il commence aux fosses nasales et se termine aux poumons. C'est un ensemble d'organes dont le but est de recevoir l'air extérieur, de le préparer et de le conduire jusqu'à l'organe principal, le poumon, et là de le mettre en contact avec le sang, pour que, entre cet air et ce sang, se produisent les échanges qui constituent l'essence de l'acte respiratoire.

Cette succession d'organes comprend : en premier lieu les fosses nasales, en second lieu le pharynx, en troisième lieu le larynx et la trachée, puis les bronches, puis le poumon lui-même, qui est le dernier stade du voyage de l'air dans l'organisme.

Les fosses nasales sont deux cavités juxtaposées au

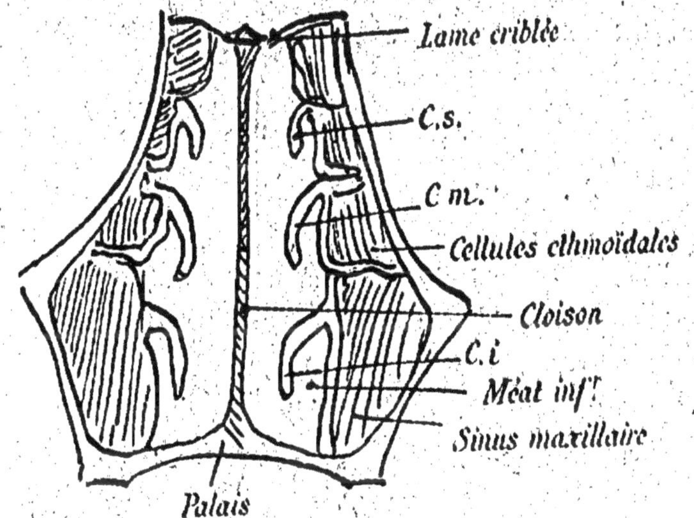

Fig. 45. — COUPE TRANSVERSALE DES FOSSES NASALES

milieu de la face et dont l'orifice antérieur qui s'appelle les narines est recouvert par un capuchon commun qui s'appelle le nez. Ces deux cavités sont séparées par une cloison et reposent sur la voûte du palais qui constitue la séparation entre la bouche et les fosses nasales.

En arrière, les fosses nasales s'ouvrent dans le pharynx par deux orifices qui s'appellent les choanes. Des deux côtés externes, les fosses nasales sont limitées par des replis qui s'appellent les cornets : cornet inférieur, cornet moyen, cornet supérieur. Entre les cornets et la cloison se trouvent des cavités qui s'appellent les méats.

Ne retenez pas si vous voulez les méats, retenez tout au moins les cornets; retenez surtout que ce sont des espèces de saillies de la paroi externe, dont ils triplent la surface, et qu'ils sont recouverts, comme tout l'intérieur des fosses nasales, par un tissu qui s'appelle une

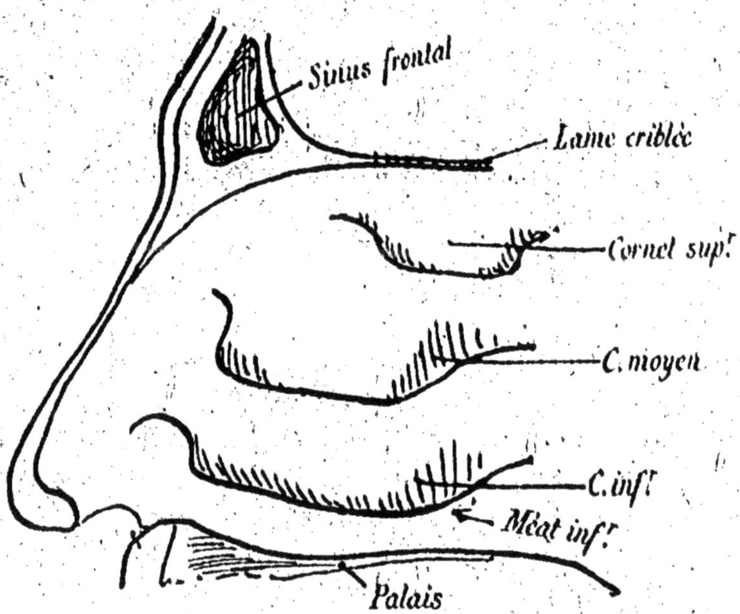

Fig. 46. — PAROI EXTERNE DES FOSSES NASALES

muqueuse, très riche en vaisseaux, susceptible de se gonfler, de se dilater sous des influences variées.

Retenez encore que la muqueuse qui tapisse les fosses nasales, en particulier la cloison, reçoit des quantités de filets nerveux venant directement du cerveau et que ces filets nerveux représentent l'organe de l'odorat.

Pourquoi cette multiplication des surfaces du nez?

Nous répondrons à cette question en disant que toutes les modifications que doit subir l'air sont sinon achevées, du moins très ébauchées dans les fosses nasales et qu'elles rendent indispensables ces dispositions. Ces modifications sont les suivantes :

Tout d'abord l'air extérieur est porté de la température extérieure à la température du corps, c'est-à-dire que, la plupart du temps, il est chauffé par les fosses nasales puisque la température extérieure est le plus souvent inférieure à celle du corps. *L'air est chauffé* précisément parce que ces cornets, très riches en vaisseaux contenant du sang, portent cet air à une température égale à celle qu'ils ont eux-mêmes, absolument comme les radiateurs disposés dans une pièce échauffent l'air qui passe autour d'eux.

Cet air est non seulement échauffé, mais *purifié des poussières* qu'il tient en suspension; les poussières s'arrêtent sur les cornets, et l'air est d'autant plus pur qu'il a passé sur un plus grand nombre de surfaces humides, d'où la nécessité de la multiplication de ces surfaces.

Les surfaces humides laissent évaporer leur humidité, et en même temps que l'air se chauffe et se purifie, il *se charge de vapeurs d'eau*, il est donc moins desséchant et par conséquent moins offensant pour les bronches et pour l'arrière-gorge.

Enfin une quatrième fonction du nez, un peu plus obscure pour vous et dont il vous suffit de connaître l'existence, c'est une *fonction de régularisation* de la quantité d'air dont les poumons ont besoin et dont l'appel est fait par un mécanisme nerveux compliqué mais qui n'en est pas moins réel.

Donc, à la sortie des fosses nasales, l'air est déjà très modifié, très préparé, et, en particulier, très purifié.

Au sortir des fosses nasales, après avoir traversé les choanes, l'air arrive dans le pharynx.

Vous connaissez déjà le pharynx dont nous avons parlé à propos du tube digestif. Nous le retrouvons ici. Vous vous souvenez que je vous ai indiqué un premier trajet dans le pharynx qui est le trajet digestif, c'est-à-dire trajet des aliments allant de la bouche dans l'œsophage. L'air suit un autre trajet, croisé par rapport au premier, et va de l'arrière-cavité des fosses nasales au larynx.

Supposons que ceci *(a)* soit la voûte du palais *(fig. 36)*, voilà les trois cornets *(c.c.c)*, voilà l'orifice des choanes *(ch)*, voilà la base de la langue *(g)*, l'épiglotte *(e)*, le larynx *(la)*, et ici se trouve la colonne vertébrale *(v)*. Voilà la coupe de la bouche *(b)*. Voilà donc le trajet que suivent les aliments, croisant le pharynx obliquement. L'air, lui, croise le trajet digestif, comme vous le voyez, puisqu'il traverse obliquement lui aussi le pharynx moyen, le pharynx buccal, pour s'engager dans la trachée.

Je vous ai expliqué, au moment où nous avons parlé de la digestion, comment le voile du palais se relevait au moment de l'acte de déglutition pour clore la partie supérieure du pharynx, et comment, d'autre part, l'épiglotte s'abaissait pour clore le larynx, de façon à ne laisser libre que le trajet de ma première flèche. Ici, au contraire, le voile du palais s'applique, pendant la respiration, contre la base de la langue, et pendant tout le temps que la déglutition ne se fait pas, le trajet libre est le trajet de ma flèche B, c'est-à-dire que l'air passe tout naturellement par les fosses nasales dans le pharynx, puis à travers les cordes vocales, dans le larynx et dans la trachée, pour, de là, suivre le chemin que nous allons voir tout à l'heure.

Au sortir du pharynx, l'air s'engage dans un appareil composé du larynx et de la trachée. Je ne sépare pas ces deux organes; en effet, bien que le larynx soit un appareil très compliqué et très intéressant, nous n'avons pas le temps de l'étudier; le larynx est moins important au point de vue vital; ce n'est, en réalité qu'un instrument de musique placé sur le trajet de l'air et dont la partie essentielle est constituée par deux cordes vocales se tendant plus ou moins et réalisant les qualités de hauteur, de timbre et de son qui sont les caractéristiques de tout son musical. Vous comprenez facilement que ces deux cordes qui sont fines, qui sont destinées à produire toutes les variations de sons qu'elles sont capables de produire et qu'elles arrivent à produire chez les gens qui ont la voix cultivée, sont des organes délicats, et que lorsqu'elles sont constamment balayées par un air trop sec, ou par un air qui n'est pas à une température convenable, elles se dessèchent, elles s'irritent et donnent les troubles variés de la voix, de l'intonation que redoutent tant les chanteurs et les gens qui ont à faire un usage constant de la parole, orateurs, avocats, prédicateurs, etc.

Voilà une des raisons de la préparation nécessaire de l'air. Il est impossible de parler longtemps si on a les fosses nasales en mauvais état. Mais cette préparation n'est pas moins utile pour la suite de l'appareil respiratoire, pour la trachée et pour les bronches.

Je laisse donc de côté le larynx, dont je ne fais que vous indiquer la place et dont je ne fais que vous indiquer l'organe essentiel, les cordes vocales, et un organe de couverture dont nous avons déjà parlé, l'épiglotte, c'est-à-dire cette espèce de chapeau qui se rabat sur les cordes vocales lorsque le mouvement de déglutition se fait.

Je vous signale, enfin, pour préciser la place du larynx extérieurement, que la saillie connue sous le nom de pomme d'Adam est constituée par le plus volumineux des cartilages du larynx, le cartilage thyroïde, par son bord, par son angle antérieur.

Au-dessous du larynx se place immédiatement la trachée.

La trachée est un tube qui a à peu près la taille du pouce, tube qui a une coupe en fer à cheval, c'est-à-dire coupe arrondie en avant et plate en arrière. Ce tube est composé d'un certain nombre d'anneaux en fer à cheval ouverts en arrière, réunis entre eux et réunis en arrière par une membrane souple, de telle sorte que l'aspect de la trachée vue directement est celui que vous apercevez sur l'écorché. Vous voyez, entre les deux artères carotides, une série de bandes plus blanches et plus roses, les plus roses correspondant à la partie membraneuse et les plus blanches à la partie cartilagineuse.

Le tube trachéal descend le long du cou, traverse l'orifice du thorax, descend dans le thorax, en arrière des gros vaisseaux, en arrière des oreillettes, en arrière du cœur, et là se divise en deux. Je peux vous montrer sur l'écorché cette division. Sur cette pièce la division est très facilement visible : voilà la trachée dont vous apercevez la partie plate, descendant derrière les gros vaisseaux, derrière les oreillettes et au niveau des oreillettes, se divisant en deux parties : ce sont les deux bronches.

Les bronches sont un peu différentes l'une de l'autre : la bronche droite est plus courte, plus grosse et plus verticale; la bronche gauche est plus longue, plus oblique et plus mince. C'est une petite distinction que je ne vous demanderai pas de faire ; ce que je vous prierai seulement de retenir, c'est que la bronche droite se divise ensuite en trois parties, et que la gauche se divise seulement en deux parties; nous verrons pourquoi tout à l'heure.

Chaque bronche, naturellement, est destinée à chacun des deux poumons, et déjà nous pouvons nous douter que les deux poumons ne sont pas tout à fait constitués de la même façon. Mais, si vous voulez bien, pour le moment, nous ne nous en occuperons pas, et je crois que, pour bien comprendre l'appareil respiratoire, il faut que nous supposions que les bronches se continuent à nu, comme nous voyions tout à l'heure les troncs primitifs libres; nous ne nous occuperons pas tout d'abord de l'organe dans lequel elles sont, c'est-à-dire les poumons.

Imaginons donc que les poumons n'existent pas et que les bronches continuent leur trajet librement dans le thorax. Voyons ce qu'elles deviennent.

Chacune des grosses bronches que vous voyez là se divise donc, l'une en deux, l'autre en trois. Chacune de ces divisions se divise en deux ou en trois, puis chacune de ces dernières encore en deux ou en trois, puis de nouveau en deux ou en trois, absolument de la même façon qu'un arbre qui se ramifie, et dont chaque branche donne à l'infini des rameaux de plus en plus petits. Au fur et à mesure de cette division, le tube qui constitue la bronche et qui, primitivement, était, comme le tube trachéal, composé de cartilages, de parties molles et d'une muqueuse, ce tube, dis-je, devient de plus en plus mince, de plus en plus perméable, de plus en plus réduit comme paroi, et finalement une bronche arrive à n'être plus qu'un fin tube, qui se divise en deux ou en trois; chacune de ces dernières divisions se boursoufle de façon à donner une sorte de gonflement ressemblant passablement à ce que peut être une mûre ou une framboise vue par l'extérieur.

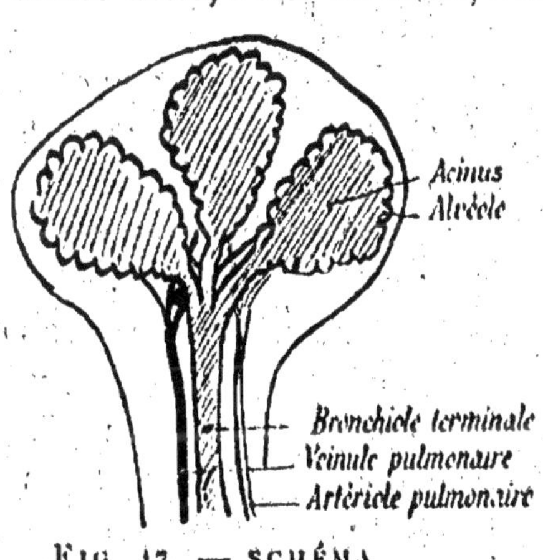

FIG. 47. — SCHÉMA D'UN LOBULE DU POUMON

L'ensemble des boursouflures données par une bronche terminale s'appelle un lobule pulmonaire. Ce sont les lobules pulmonaires que vous verrez dessinés sur la surface de ce poumon en vous en approchant.

Chacune des petites terminaisons s'appelle un acinus, et chacune des boursouflures d'un acinus s'appelle un alvéole, nom facile à retenir parce qu'il rappelle les alvéoles des ruches d'abeilles, des gâteaux de cire.

Ces boursouflures ont le même but que les cornets dans le nez : c'est de multiplier la surface, c'est d'augmenter, par conséquent, le contact de l'air avec la muqueuse qui garnit ces acini, et nous allons voir pourquoi.

Lorsqu'on regarde l'entrée d'un poumon, le hile, on se rend compte que, à côté de la bronche, pénètrent dans le poumon des organes que vous connaissez déjà très bien, dont l'un est l'artère pulmonaire, ou plutôt la division droite ou gauche de l'artère pulmonaire, et que, à côté, sortent d'autres vaisseaux, que vous connaissez bien également, qui sont les veines pulmonaires. Imaginez que, parallèlement aux rameaux bronchiques, se divisant comme eux et autant de fois qu'eux à peu près, l'artère pulmonaire forme un arbre vasculaire, un arbre sanguin; au lieu de se boursoufler comme fait la bronche terminale, la petite artériole terminale forme une espèce de lacis qui enveloppe chacun des acini à la façon du filet d'un ballon. Le sang entre donc dans les poumons, par le hile (c'est ainsi qu'on appelle le point d'entrée), est conduit jusqu'autour des acini, pendant que les vaisseaux subissent les mêmes transformations que subissaient les bronches, c'est-à-dire une diminution progressive de leurs parois. Pour être plus clair, de l'entrée des poumons aux acini, vaisseaux aériens et vaisseaux sanguins subissent une diminution progressive de l'épaisseur de leurs parois, en même temps qu'une multiplication de leur nombre et une diminution de calibre, de telle sorte que, au niveau de l'acinus, le sang et l'air ne sont plus séparés que par le minimum de ce qui est nécessaire pour qu'ils ne soient pas mélangés, en tout cas par une paroi tellement mince que tous les échanges constituant l'acte respiratoire vont se produire facilement.

Les petits vaisseaux se recomposent, comme nous le savons, et reforment les veines pulmonaires, qui amènent au cœur, à l'oreillette gauche le sang régénéré. Quant à l'air, il arrive par les bronches et il retourne par les bronches, suivant un mécanisme que nous étudierons tout à l'heure.

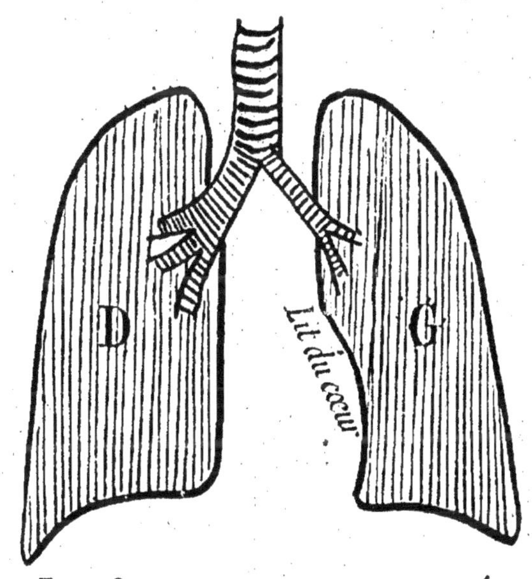

Fig. 48. — DIVISION DE LA TRACHÉE BRONCHES ET POUMONS

Nous sommes dès maintenant très à même de comprendre ce qu'est un poumon.

Un poumon, c'est, en somme, un enchevêtrement de trois arbres, l'un aérien, les deux autres artériel et veineux, qui aboutissent à se toucher le plus près possible, le plus intimement possible par leurs extrémités terminales, à accoler leurs feuilles, si vous voulez, pour continuer la comparaison entre les arbres et cet organe. Tout cela est réuni par un tissu intermédiaire, qui s'appelle le tissu conjonctif, et joint par une enveloppe commune. Tel est le poumon.

Il ne nous reste plus qu'à en étudier la forme extérieure. C'est ce qu'il y a de plus facile, et vous vous en êtes déjà rendu compte en regardant l'écorché.

Les poumons sont, en somme, deux demi-cônes, se regardant par la partie plane et circonscrivant entre eux une cavité qui s'appelle le médiastin. Ces poumons reposent sur le diaphragme et sont situés au-dessous de la base du cou; ils sont enveloppés par le gril costal, par toutes les côtes formant la cage thoracique; et entre eux se trouvent, d'avant en arrière, le cœur et ses vaisseaux, la trachée et sa bifurcation, l'aorte, qui descend derrière le cœur, l'œsophage, puis la colonne vertébrale. Il va de soi qu'une foule d'autres organes moins importants, sinon par la fonction, du moins par la taille, et que je ne vous énumère pas, s'y trouvent. Je ne vous en parle pas pour ne pas vous embrouiller.

Enfin les poumons sont contenus dans une enveloppe assez analogue à ce qu'est la séreuse des articulations, enveloppe qui s'appelle la plèvre, dont l'un des feuillets est accolé aux poumons et l'autre à la paroi, et qui permet le développement ou le retrait du poumon dans l'acte respiratoire. Un liquide est sécrété par cette sorte de séreuse articulaire, absolument comme un liquide est sécrété dans les articulations des membres. Ce liquide, dit liquide pleural, doit exister en quantité juste nécessaire, et son absence, son insuffisance, constitue, très grossièrement parlant, la pleurésie sèche. Son augmentation, au contraire, due à une irritation quelconque, constitue la pleurésie avec épanchement.

Entre les deux poumons, vous ai-je dit, en avant se trouve le cœur. Vous avez peut-être remarqué déjà que je n'ai pas fait les deux poumons tout à fait pareils; j'ai ménagé, dans le poumon gauche, une sorte de cavité. Cette cavité s'appelle « le lit du cœur ». Elle répond à la pointe du cœur. Je vous ai dit que la pointe du cœur s'en allait à gauche; il en résulte que le poumon gauche est un peu moins gros que le poumon droit; peut-être en résulte-t-il (en tout cas c'est un fait, et ceci vous aidera à le retenir) que le poumon droit est divisé en trois parties par des scissures qui le divisent profondément, et ces trois parties s'appellent des lobes : le poumon droit a donc trois lobes; tandis que le poumon gauche n'est divisé qu'en deux parties, en deux lobes. Vous vous rendez compte du pourquoi de la division de la bronche primitive en trois du côté droit et en deux seulement du côté gauche; chaque division de la bronche primitive se rend dans l'un des lobes pulmonaires.

Maintenant que vous connaissez les organes de la respiration, que se passe-t-il au cours de l'acte respiratoire?

Il se passe essentiellement que l'air pris dans le milieu extérieur est préparé, vous ai-je dit tout à l'heure, conduit à travers les voies respiratoires, pharynx, larynx, trachée, bronches, jusqu'aux alvéoles pulmonaires, et là mis en contact avec le sang. L'acte qui se passe là, l'échange entre le milieu extérieur, l'air, et le milieu intérieur, le sang, est essentiellement l'abandon par le sang de l'acide carbonique et des produits nuisibles gazeux que contient le sang, et la prise, au contraire, par le sang, de l'oxygène contenu dans l'air. Inversement l'air cède son oxygène et remporte, avec l'acide carbonique, de la vapeur d'eau et tous les produits gazeux toxiques dont l'organisme veut se débarrasser.

Voilà l'acte respiratoire essentiel.

Par quel mécanisme se produit-il? L'apport aérien est effectué par une alternative de contractions et de dilatations du poumon, qui, quand il se dilate, attire l'air extérieur et, quand il se contracte, refoule l'air qu'il contenait. Cette alternative de contractions et de dilatations est due à l'action de muscles agissant sur les côtes, augmentant la cavité thoracique dans tous les sens; l'augmentation de haut en bas est le rôle principal du diaphragme, dont nous parlions tout à l'heure; latéralement et d'avant en arrière, c'est le rôle principal de tous les muscles fixés aux côtes. Comme la plèvre est un sac fermé et que ses parois sont attachées l'une aux poumons et l'autre aux côtes, il en résulte que le poumon suit fidèlement le développement de la cage thoracique et que, étant un organe élastique, il revient sur lui-même, il la suit quand les actions précédentes cessent.

Il ne faut pas croire, toutefois, que tout l'air contenu dans les poumons soit chassé chaque fois. Une partie seulement de l'air contenu dans le poumon est changée, et il en reste toujours une certaine partie, ce qu'on appelle l'air résiduel.

L'air qu'on absorbe est donc destiné à se mélanger à l'air résiduel, comme il se passe dans une pièce qu'on aérerait par une pièce voisine. Là, l'air de la pièce ne se renouvelle jamais complètement, mais, en le mélangeant sans cesse à de l'air nouveau, il arrive à se renouveler.

Le cycle respiratoire se compose de l'inspiration, qui est le mouvement de dilatation pulmonaire, l'expiration, qui est le mouvement de rétraction, pendant lequel l'air va, au contraire, des alvéoles au dehors, et d'un temps d'arrêt.

Cet ensemble, appelé cycle respiratoire, se produit de seize à vingt fois par minute. C'est, si vous vous en souvenez bien, le chiffre que l'on vous a donné pour la respiration artificielle, le chiffre que doit réaliser cette respiration artificielle pour se rapprocher de la nature. Plus hâtif, il ne laisse pas aux poumons le temps de se dilater suffisamment dans le mouvement de traction des bras en haut et en dehors qui augmente le volume de la cage thoracique; il ne laisse pas, d'autre part, aux poumons le temps de se vider suffisamment lorsqu'on comprime la cage thoracique dans le second temps. Plus lent, il est insuffisamment rapide pour provoquer une aération suffisante du milieu intérieur et réaliser un renouvellement suffisant de l'air. J'ajoute que ce cycle doit être régulier et que, lorsqu'on compte les respirations d'un malade, toute altération doit être remarquée, non seulement les altérations dans la rapidité du rythme, mais aussi dans la régularité. Au cours de certaines maladies, on constate une accélération du rythme respiratoire, mais on peut constater aussi des irrégularités qui sont à noter sur la feuille d'observations, dont il vous a déjà été parlé plusieurs fois.

Je vais m'en tenir là pour ce que j'ai à vous dire de l'appareil respiratoire, me contentant de vous rappeler une fois de plus que nous approchons de la fin, et que je vous engage à relire vos cours et à noter en marge les questions que vous avez à poser.

XI

LA CHAMBRE

Spacieuse.

Saine, non humide.

Claire. L'éclairage doit être modifié au gré des malades (rideaux, paravent).

Facile à aérer.

Être propre : peu de rideaux ou tentures, peu ou pas de bibelots.

Le chauffage surveillé par un thermomètre (18° environ).

Convenablement chauffée (pas de poêles à pétrole, à gaz).

On peut rafraîchir avec des draps humides à la fenêtre en été ou avec un ventilateur.

Plantes non odorantes, la journée seulement.

Nettoyage au linge humide.

Cabinet de toilette :

Objets de toilette.

Préparation de l'alimentation.

Sert aussi de desserte pour les reliefs de repas et les médicaments et instruments.

Eviter le bruit.

Crachoir; nettoyage, conservation pour le médecin s'il y a lieu.

Propreté du lit. Changement d'alèze.

Faire le lit.

Visite du médecin :

Préparer cuvette et savon. Essuie-mains.

Serviette pour auscultation.

Papier, plume et encre.

Présenter feuille de température et d'observation.

Garder le silence : pendant l'examen.
pendant l'ordonnance.

Accompagner le médecin : 1° pour dire ce que le malade ne doit pas entendre.

2° Recevoir ses instructions, ses appréciations.

Désinfection : du linge sale, des objets de service.

De la chambre après la maladie s'il y a lieu.

XII

MALADIES CONTAGIEUSES

PROPHYLAXIE ET ISOLEMENT

Je vais vous dire quelques mots sur un sujet extrêmement vaste, qui est celui des maladies contagieuses.

Il me paraît indispensable de vous donner quelques notions sur ce que sont les maladies contagieuses, de manière à vous faire comprendre quel peut être votre rôle lorsque vous vous trouvez auprès de personnes qui en sont atteintes.

Les maladies contagieuses sont volontiers, dans le monde, divisées en deux catégories : les maladies contagieuses éruptives, les maladies contagieuses non éruptives. En réalité, au point de vue médical, ces deux types ne comportent aucune différence et il n'y a pas lieu de les distinguer. Certaines maladies ordinairement éruptives peuvent se déclarer presque sans éruption, telle la scarlatine; d'autres qui ne le sont pas d'habitude, comme certaines angines, peuvent s'accompagner d'éruptions.

Nous donnerons donc la définition générale des maladies contagieuses en disant que ce sont des maladies ordinairement dues à un microbe connu ou encore inconnu dont la caractéristique est, comme le nom l'indique, de se transmettre d'un individu malade à un individu sain.

La contagion n'implique pas absolument la nécessité

de la transmission directe d'une maladie et il est indispensable de savoir que cette contagion est tantôt directe tantôt indirecte.

On appelle contagion directe celle qui s'exerce entre le malade et la personne qui va être atteinte : au cours d'une visite par exemple, au cours de soins que reçoit la personne malade.

On appelle contagion indirecte celle qui est transmise soit par des objets dont l'usage est commun à une personne saine et à une personne malade, soit par une personne visitant successivement une personne malade puis une personne saine.

Cette contagion peut être immédiate; elle peut être beaucoup plus tardive, et on a cité des cas de contagion peut-être discutables, mais enfin un peu troublants, s'exerçant des années après que l'objet en question a été contaminé.

Toutes les maladies ne se transmettent pas de la même façon, et cela tient, d'une part, aux organes qu'affecte la maladie et, d'autre part, à des conditions spéciales des microbes infectants qui sont plus ou moins résistants, qui vivent plus ou moins longtemps en dehors de l'organisme. C'est ainsi que, parmi les maladies éruptives, les unes, comme la rougeole, se transmettent assez difficilement et je pourrais même dire ne se transmettent pas par contagion indirecte, tandis que d'autres sont connues pour se transmettre très bien de cette façon, comme la scarlatine.

Parmi les maladies éruptives, il y en a qui se transmettent surtout pendant la période d'incubation, avant que la maladie ne soit déclarée. Prenons le même exemple, la rougeole; d'autres, au contraire, se transmettent, semble-t-il, au moins autant sinon davantage à la période d'état aigu; d'autres, dans la période de décroissance et de convalescence, comme la scarlatine. Les mêmes différences existent dans les maladies non éruptives, c'est-à-dire, par exemple, que les oreillons sont beaucoup plus contagieux avant leur apparition que quand ceux-ci sont développés et on pourrait en dire autant de la coqueluche ; d'autres maladies, comme la diphtérie, apparaissent à peu près contagieuses au même degré, au moment de l'évolution.

Pour revenir au type de contagion dépendant des organes atteints, on peut citer, d'une part la contagion de la diphtérie, très facile parce que le malade tousse et qu'en toussant il peut projeter des bacilles diphtériques sur ceux qui le soignent.

Comme exemple de maladie, au contraire, se transmettant difficilement, ne se transmettant pas, peut-on dire, directement si on prend des précautions, on peut citer la fièvre typhoïde, qui ne se gagne guère que par les excrétions et dont la prophylaxie individuelle est facile à faire.

Je viens de prononcer un mot que vous n'avez peut-être pas encore entendu, du moins que je n'ai pas encore eu l'occasion de vous expliquer.

Par prophylaxie on entend l'ensemble des règles permettant d'éviter une maladie. C'est une des manières d'être de l'hygiène, et on peut la définir à ce point de vue : hygiène préventive appliquée à une maladie déterminée.

J'ai dit tout à l'heure que, parmi les maladies contagieuses, les unes sont attribuées à un microbe connu et que les autres n'avaient pas encore de microbe connu ; par exemple, la fièvre typhoïde, la diphtérie, la tuberculose sont dues à des microbes qui sont connus, qui ont été étudiés, qu'on sait retrouver. D'autres maladies, et parmi celles-ci celles qui sont presque et pour ainsi dire les plus évidemment contagieuses, telles que les maladies éruptives, ont des microbes qui ne sont pas connus, et néanmoins les conditions générales dans lesquelles elles se produisent et se propagent, permettent d'affirmer d'une façon certaine qu'on est en présence de germes vivants se transmettant, comme je le disais au début, d'un individu malade à un individu sain.

Les maladies contagieuses, très généralement, sont des maladies cycliques, c'est-à-dire qu'elles durent un temps presque toujours le même, qu'elles ont mis pour couver, chez l'individu atteint, un temps presque toujours semblable, qui s'appelle le temps d'incubation, et qu'après leur évolution les conditions de décroissance se produisent assez semblables d'un malade à l'autre.

Pour vous donner quelques exemples, on considère en général que la rougeole met environ une douzaine de jours à se déclarer après la contamination, que ce temps est beaucoup plus court pour la scarlatine, quatre jours, trois jours, même deux jours quelquefois; il est plus long pour les oreillons, une quinzaine de jours et plus; plus long encore pour la fièvre typhoïde, dont la période d'incubation est d'environ trois semaines.

L'évolution est différente selon que l'on a affaire à telle ou telle maladie; il ne peut pas rentrer dans ce programme de vous expliquer le temps d'incubation de chaque maladie. Une chose qu'il faut savoir, et qui est commune à toutes, c'est que leur convalescence s'accompagne de symptômes qu'on appelle symptômes de crise, c'est-à-dire de retour aux fonctions normales, diminution de la fièvre, augmentation des urines, réapparition de la transpiration lorsqu'elle était supprimée, état de bien-être rapidement suivi d'une période de fatigue due à la réparation et, dans les maladies éruptives, d'une desquamation qui ne va pas sans quelque danger.

Quant à la durée de contagion, elle a été fixée assez arbitrairement et en moyenne; pour chaque maladie, le médecin qui la soigne doit la rectifier. C'est une moyenne, du reste, que je ne veux pas vous apprendre.

Ce que je viens de vous indiquer, ce sont les règles

générales des maladies contagieuses; mais il faut que vous compreniez que, malgré la similitude apparente d'évolution et d'infection contagieuse chez un sujet, puis chez un autre, il y a des différences très profondes, résultant d'une part de la virulence du microbe qui a été transmis, de sa vitalité, de sa méchanceté, si vous voulez; d'autre part, des conditions dans lesquelles l'inoculation, l'infection a trouvé l'organisme nouvellement infecté. Ces deux conditions font que la maladie se développe plus ou moins vite, qu'elle évolue plus ou moins violemment, qu'elle laisse des traces plus ou moins sensibles, plus ou moins longtemps; autrement dit, le degré de gravité d'une maladie dépend essentiellement de ces deux facteurs, conditions d'infection et conditions de santé de l'organisme infecté. Conditions de santé physique : certainement un individu dispos, non surmené, sera infiniment moins malade qu'un autre sortant d'une période de surmenage et insuffisamment nourri, en état de ce qu'on appelle dans les familles pauvres misère physiologique; mais de santé morale aussi, puisqu'il est avéré que dans les épidémies les personnes peureuses sont prises les premières, puisqu'il est avéré que les chagrins, les soucis graves rendent la contagion plus facile et plus probable. On peut cependant faire une exception : ce sont les conditions de surmenage des mères auprès de leurs enfants; quelquefois elles peuvent payer après coup le surmenage, mais on voit se développer des ressources inattendues de vitalité chez les femmes qui passent par cette épreuve, quand on aurait pu les croire faibles, débiles et incapables de supporter la fatigue.

Quoi qu'il en soit, on peut déjà conclure de ce que je viens de vous dire, que les meilleures conditions pour ne pas attraper une maladie contagieuse ou, si on l'attrape, de s'en tirer à bon marché, c'est d'une part d'être dans un bon état de santé mentale, c'est-à-dire ne pas se faire un monstre de la maladie, n'en pas avoir une peur immodérée; d'autre part, ne pas s'imposer des fatigues excessives, des fatigues étrangères à la maladie et qu'on peut éviter. Surmenage physique de toutes sortes, y compris le surmenage par le travail et même le surmenage provoqué par les soins à donner au malade atteint, accepté avec vaillance, qualité qu'on ne peut pas blâmer. Dans certaines familles, tout le monde se surmène à la fois autour d'un malade; c'est une erreur. Ce n'est pas parce qu'on a de l'affection pour un malade qu'il faut se dépenser mal à propos. La chose importante à établir autour d'un malade, surtout s'il est atteint gravement, c'est un roulement de soins; c'est aussi profitable du reste au malade, qu'on ennuie moins, qu'à ceux qui l'entourent. Les parents, par exemple, ne doivent pas se priver de sommeil sous prétexte qu'ils sont inquiets, et se surmener au point de tomber malades ensuite.

Je sais que je parle froidement en ce moment; lorsqu'on a des malades chez soi, on n'est pas aussi maître de soi; cependant on est impardonnable de se surmener par parti pris et sans utilité; il ne faut pas croire, du reste, qu'il n'y ait que les personnes qui se surmènent qui payent cette faute; le malade lui-même, à un moment où il peut encore avoir besoin de soins très assidus, très difficiles, très attentifs, en est privé parce que ceux qui le soignaient se sont surmenés inconsidérément et sont malades eux-mêmes. Par exemple, dans la fièvre typhoïde, au moment où on croit le malade hors de danger, vers le vingt-cinquième ou trentième jour, on commence à sentir l'éreintement qui suit la cessation des préoccupations graves; tout d'un coup, la rechute se produit, la rechute souvent grave; mais alors c'est à ce moment-là que la fatigue se fait justement sentir et on ne se sent plus capable de recommencer une seconde période de quinze jours ou trois semaines de mêmes soins qu'on donnait au commencement à son malade.

Ce sont des choses dont il faut se souvenir quand on soigne des maladies contagieuses.

Étant donné les conditions de contagion, en quoi consistent les mesures de prophylaxie, en quoi consiste l'ensemble des mesures spéciales qui visent à éviter, dans l'entourage du malade atteint, que les personnes saines soient elles-mêmes atteintes?

Eh bien! cette prophylaxie, c'est le nom que l'on donne à l'ensemble des précautions qui consistent à isoler le malade de ceux qui sont sains. Ces conditions d'isolement, du reste, supposent les notions que je vous ai données tout à l'heure sur la contagion et demandent une explication sur le mode d'isolement.

Pour comprendre ce qu'est l'isolement, il faut savoir que les maladies contagieuses se développent tantôt rapidement, par foyers successifs liés les uns aux autres, tantôt par suite des conditions de contagion identiques dans lesquelles se trouve une population entière. Cela constitue des épidémies.

Par exemple, la scarlatine, la rougeole, la diphtérie se propagent directement de malade à malade, ou par des intermédiaires connus.

Un quartier, une ville, au contraire, sont atteints dans le second cas, parce que le pays se trouve auprès d'un cours d'eau, d'une rivière infectés; et on remarque que les riverains sont plus éprouvés que les autres.

Il y a un autre mode de répartition des maladies infectieuses, qu'on appelle l'endémie. Certaines maladies sont endémiques constamment, surtout dans les grandes villes, c'est-à-dire que sans cesse, sans qu'on puisse relier les uns aux autres des cas de maladies contagieuses, il y a toujours des cas uniques et isolés; à Paris, par exemple, toutes les maladies infectieuses, toutes les maladies contagieuses sans exception, existent à l'état endémique; on rencontre constamment la coqueluche, la diphtérie, la scarlatine, la variole même; des maladies beaucoup plus rares, comme le typhus. Toutes les maladies possibles pourraient passer dans cette énumération; eh bien, ces cas endémiques peuvent être la source, l'origine d'épidémies; vous comprenez donc l'importance qu'il y a à isoler un cas de maladie infectieuse, en empêchant un cas endémique d'être le point de départ d'une épidémie, et d'autre part, lorsqu'il y a une épidémie, pour la circonscrire. Vous comprenez que les conditions d'isolement sont beaucoup plus rigoureuses pour une maladie se transmettant facilement, comme la scarlatine, que pour une maladie, comme la fièvre typhoïde, se transmettant uniquement par les excrétions du malade.

Ces conditions d'isolement comprennent des manières d'être très différentes, et la définition que l'on doit en donner ne peut qu'être très vague.

Je peux définir l'isolement : l'ensemble des mesures empêchant une maladie contagieuse de se développer des individus malades aux individus sains. Vous voyez que nous revenons à la même définition du mot prophylaxie, que je vous donnais plus haut.

L'isolement doit comporter le choix de la pièce où sera soigné le malade; les soins intelligents des personnes qui l'approcheront. Ces personnes doivent être suffisamment nombreuses pour ne pas se surmener (souvenez-vous de ce que je vous disais au commencement). Toutes les personnes fréquentant la maison, quel que soit leur degré de parenté ou d'affection avec le malade, ne doivent pas l'approcher, si leur présence n'est pas indispensable.

Cet isolement comporte la mise à part de tous les objets servant au malade contagieux; des conditions spéciales de service ne risquant pas, par exemple, de mélanger son linge au linge des personnes saines; il y a des règles à suivre pour le blanchissage; il y a des règles aussi pour les visites à faire au malade, toutes choses qui vous seront indiquées tout à l'heure d'une façon plus précise que je ne le fais en ce moment.

Mais l'isolement comporte aussi l'isolement des individus sains du foyer d'infection, et, à ce titre, l'isolement peut comporter aussi la suppression du foyer atteint, de la source d'eau contaminée; la défense de boire l'eau de telle source à la campagne, de telle rivière, ou la prescription faite par les Ponts et Chaussées de filtrer l'eau dans les villes à certaines époques.

L'isolement s'étend non seulement aux personnes malades, mais aux causes de maladie.

Il y a une question que l'on me pose presque tous les ans, qui est juste du reste et à laquelle je veux répondre d'avance.

On me demande souvent quelle est la différence entre les maladies contagieuses et les maladies infectieuses.

Les maladies contagieuses, comme leur nom l'indique, sont des maladies transmissibles. Pour qu'une maladie soit transmissible, il faut généralement que cette maladie comporte un germe microbien qui est l'agent de l'infection; donc les maladies contagieuses sont des maladies infectieuses; mais toutes les maladies infectieuses ne sont pas des maladies contagieuses au sens général du mot; par exemple une lymphangite, c'est-à-dire une inflammation partie d'une plaie suppurée. Cependant, si on injectait du pus de la plaie infectée à une personne saine, incontestablement elle deviendrait malade : la transmission du germe infectieux est donc possible, et cependant cette maladie à infection ne peut être appelée une maladie contagieuse.

On appelle donc maladies contagieuses des maladies infectieuses se transmettant, par les circonstances ordinaires de la vie, d'un individu malade à un individu sain; mais on réserve généralement le nom de maladies infectieuses aux maladies dans lesquelles l'infection domine, dans lesquelles les phénomènes généraux d'empoisonnement dominent; c'est ainsi, par exemple, qu'on dit d'une grippe, qui est une maladie contagieuse, que c'est une grippe infectieuse quand les phénomènes d'intoxication et d'empoisonnement paraissent prédominer sur les phénomènes locaux produits par la grippe. Également une pneumonie peut être infectieuse quand le malade paraît autant malade de l'empoisonnement général dû à la maladie que de l'infection localisée aux poumons par la pneumonie elle-même.

Je pourrais citer d'autres exemples; la diphtérie, la scarlatine, la variole, en un mot toutes les maladies, sont dites infectieuses dans le langage courant, et même maintenant dans le langage médical courant, quand les phénomènes d'infection dominent les phénomènes locaux.

Je m'excuse de cette causerie un peu sévère, mais vous verrez qu'en la relisant vous en tirerez quelques conclusions utiles. Elle appuie les règles précises qui vont vous être données, comme pour les autres leçons.

XII

HYGIÈNE DU MALADE

Toilette approfondie :

Lotionner la peau.... { Eau de Cologne. / Vinaigre aromatique.

La bouche.......... { Dents. / Langue. / Gencives.

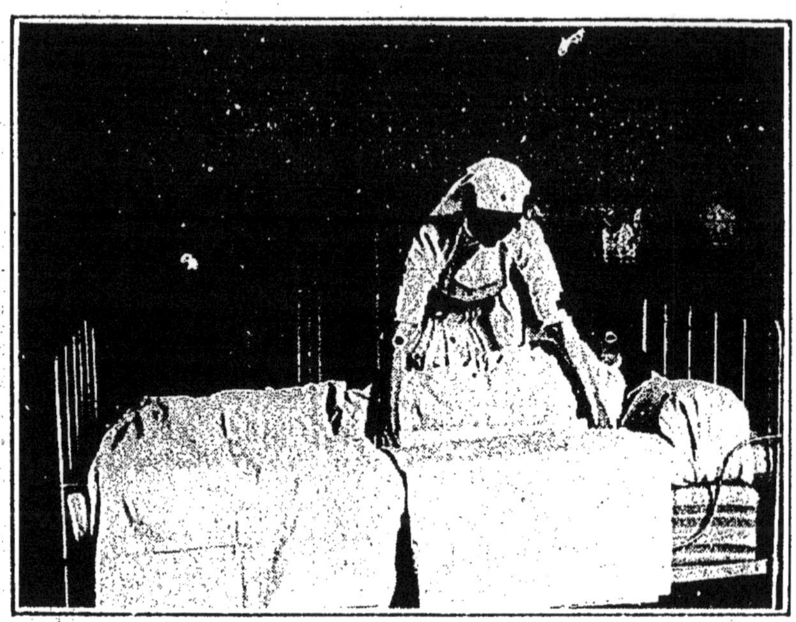

FIG. 49. — CHANGEMENT D'ALÈZE. *Premier temps.*

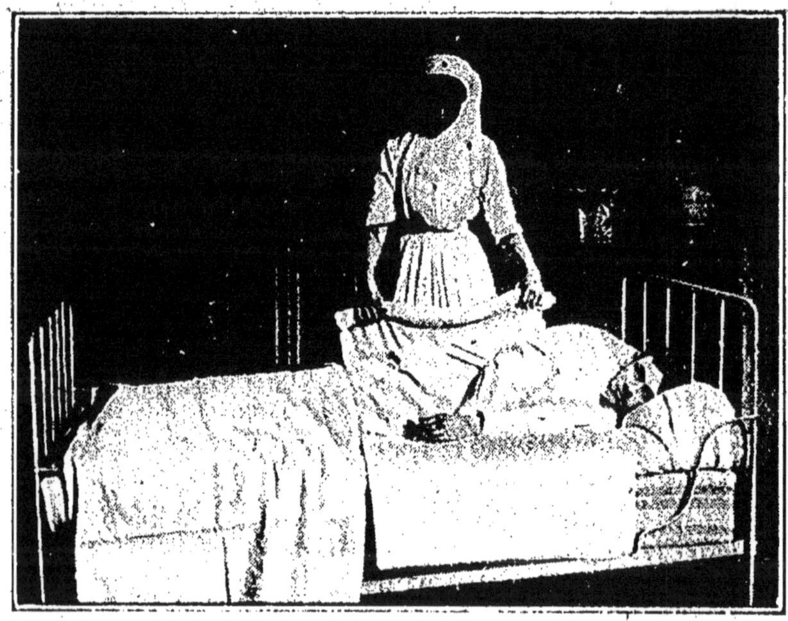

FIG. 50. — CHANGEMENT D'ALÈZE. *Deuxième temps.*

Chevelure. { Natter, malade couchée sur le côté ou assise.
Peigner régulièrement.

Toilette intime quotidienne au moins.

Changement de linge. { Alèze (voir plus haut).
Chemise.

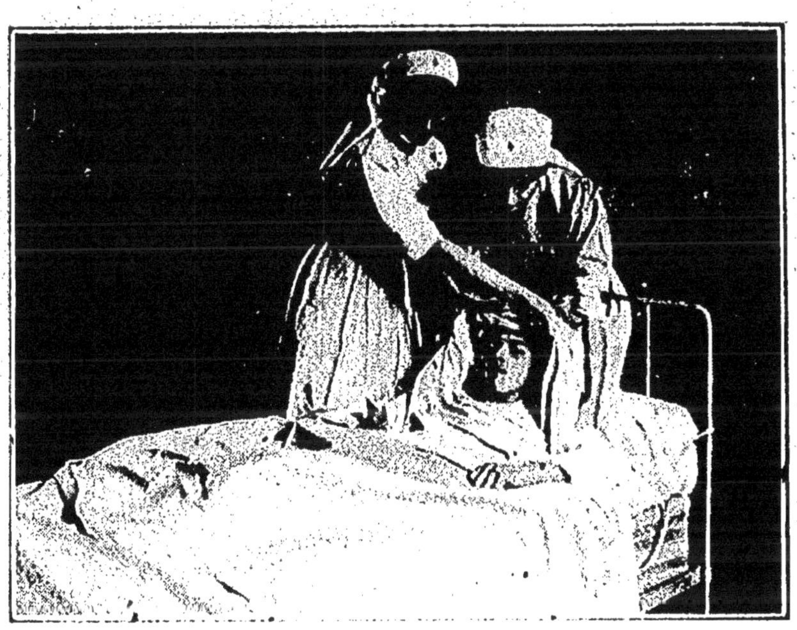

FIG. 51. — CHANGEMENT DE CHEMISE

Faire boire le malade : à la tasse, chalumeau, paille, oiseau, cuiller.

Nourriture : ne pas trop en présenter à la fois, de façon appétissante.

Repos du malade :

Respecter le sommeil.
Eviter le bruit, les bavardages, même à voix basse.
Pas trop de lumière directe.
Eviter les ou au moins certains parfums.

Hygiène morale :

Pas trop de paroles pour éviter les contradictions, les impairs.
Eviter autant un optimisme niais que le pessimisme.

XIII

HYGIÈNE ET THÉRAPEUTIQUE GÉNÉRALES

Nous allons finir notre programme aujourd'hui en parlant du sujet qui est le complément de ce que je vous disais l'autre jour. Je vous disais que la prophylaxie était, en somme, une des manières d'être de l'hygiène. Aujourd'hui, nous allons parler de l'hygiène et de la thérapeutique.

Tout d'abord, il faut que vous sachiez que l'hygiène et la thérapeutique constituent un ensemble qui s'appelle « les sciences thérapeutiques », et elles sont, en somme, l'aboutissant de toutes les études médicales, celles-ci n'ayant pour but que de conserver la santé ou de la rendre quand on l'a perdue.

Toutefois il y a une différence considérable entre l'hygiène et la thérapeutique. L'hygiène est l'art de garder la santé, et la thérapeutique est l'art de la recouvrer ou de la rendre.

Il est bien évident que je ne vais étudier ici ni toute l'hygiène, ni toute la thérapeutique, et il peut sembler, au premier abord, un peu inutile de parler de ces choses d'une façon aussi vague que je vais le faire; mais j'estime que non, d'abord parce que cela vous aura fait passer en revue quelque peu les sciences médicales, cela vous aura fait voir ce qu'est cet ensemble énorme, colossal, qui constitue les sciences médicales, et surtout parce que cela m'amènera à vous parler des procédés qu'on emploie pour guérir. Si vous n'êtes pas directement vous-mêmes intéressées à ces procédés, cela vous permettra tout au moins de comprendre le pourquoi de certaines choses qui échappe en général, le pourquoi de divergences d'ordonnances, le pourquoi des différences de vues aboutissant pourtant à un même résultat, et, à ce point de vue, il n'est pas mauvais que nous causions de ces questions, qui sont en général trop ignorées.

Commençons tout d'abord par l'hygiène.

Pour la définir, nous dirons que c'est l'art de conserver la santé. L'hygiène est, par conséquent, une science extrêmement vaste; la santé étant intéressée à tous les actes humains, on peut dire que l'hygiène ne se désintéresse absolument d'aucun de ces actes, qu'elle a son mot à dire partout, puisque son but est de réaliser l'harmonie entre les capacités de l'être humain et les circonstances dans lesquelles il est appelé à vivre.

Il en résulte aussi que l'hygiène devient une science infiniment souple, puisqu'elle se rapporte à des circonstances aussi variées que possible.

Pour prendre des exemples, il n'est pas possible de concevoir les mêmes règles d'hygiène pour des individus habitant le centre de l'Afrique et pour d'autres habitant Paris; il n'est pas possible de concevoir les mêmes règles d'hygiène pour des races ayant des occupations violentes et primitives, comme l'étaient nos ancêtres il y a quinze cents ans par exemple, ou dix-huit cents ans si vous voulez, et nos contemporains; il n'est pas possible de concevoir les mêmes règles d'hygiène pour un homme occupé en Auvergne à une culture assez rude, à des travaux agricoles, et pour un intellectuel ne sortant pas de son cabinet de travail. Il s'ensuit que les règles d'hygiène doivent s'adapter exactement à l'individu et qu'elles sont le résultat d'une connaissance très précise de la condition des hommes pour lesquels elles ont été faites.

Il en résulte aussi qu'il ne faut pas, pour être un hygiéniste, partir d'une conception théorique quelconque et l'appliquer brutalement, sans se demander si cette conception théorique s'applique à la pratique.

Je fais allusion, en disant cette phrase, à deux exemples relativement récents. Le premier, d'ordre à la fois hygiénique et thérapeutique, a été la rage de l'eau froide, il y a quelque quinze ou vingt ans, alors que, sous l'impulsion d'un homme de vrai génie, Kneipp, on a trouvé que l'eau pouvait servir à tout. Pour un homme remarquablement bien doué, remarquablement observateur, ayant cherché toute sa vie quels étaient les effets de l'eau froide, et qui a pu obtenir de bons résultats, combien d'autres, moins bien doués que lui et le voyant jouer habilement avec les applications d'eau froide, ont fait plus de mal que de bien ! parce qu'ils ne s'étaient pas rendu compte que l'application de l'eau demande une adaptation très précise aux forces de chacun, aux capacités réactionnelles de chacun.

Un autre exemple, c'est celui qui a consisté à trouver tout d'un coup que les civilisés étaient des détraqués, qu'ils avaient anémié leurs organes en vivant trop resserrés, en s'alimentant trop, et qui les a fait s'alimenter insuffisamment et se mettre tout d'un coup à vivre au dehors sans transition, ou avec les fenêtres constamment ouvertes. Il en est résulté d'excellents effets pour certaines natures fortes, un peu entraînées déjà, mais des effets déplorables pour d'autres que surprenait cette manière d'agir.

Autrement dit, l'hygiène ne s'improvise pas. L'hygiène (je répète ma phrase de tout à l'heure) est le résultat de longues études des conditions de la vie humaine et non pas d'une improvisation suivant directement une idée théorique quelconque.

Pour étudier l'hygiène, on a classé les règles qui ont été adoptées en un grand nombre de groupes répondant aux conditions différentes de la vie humaine, groupes répondant d'abord aux conditions d'âge : hygiène de l'enfance, hygiène de l'adolescence, hygiène de l'âge mûr, hygiène de la vieillesse; aux conditions de sexe (l'hygiène féminine ne peut pas être la même que l'hygiène masculine); aux conditions de climat, nous y avons déjà fait allusion tout à l'heure, et je vous répète que l'hygiène d'un pays tropical ne peut pas être l'hygiène d'un pays tempéré, non plus que l'hygiène d'une région froide, d'une région polaire; aux conditions de race.

Lorsque des instructeurs allemands sont allés faire l'éducation des Chinois, ils ont trouvé, dans leur sagesse un peu naïve, que les soldats chinois étaient bien mal nourris avec leur riz et leur poisson; ils les ont mis à l'alimentation européenne. Il en est résulté, dans l'armée chinoise, des épidémies de dysenterie formidables venant précisément de ce fait qu'on avait voulu transporter des habitudes européennes dans une race qui n'y était pas adaptée, et c'est un exemple très caractéristique de ce fait que j'ai déjà annoncé plusieurs fois : c'est que l'hygiène doit être adaptée aux conditions spéciales de race, de climat et d'habitudes.

Enfin l'hygiène se réclame encore de conditions spéciales résultant du groupement des individus.

Vous savez presque toutes, mesdames, que, lorsque les enfants sont gardés à la maison maternelle, ils échappent, par exemple, à quelques-unes des petites maladies contagieuses de l'enfance. Au contraire, dès qu'ils ont mis le pied dans un cours ou dans un collège, ils s'empressent de rapporter dans leur famille toutes sortes de cadeaux agréables et presque nécessaires, tels que les oreillons, la rougeole, la coqueluche et autres agréments du même genre.

Dans la mesure du possible, on doit chercher à éviter ces contaminations. On doit chercher surtout à éviter la dissémination de maladies moins inévitables, si je peux m'exprimer ainsi, que celles que je viens de citer, et plus graves, telles que la scarlatine, la diphtérie surtout, la variole.

En premier lieu, donc, l'hygiène d'un groupe doit être une hygiène prophylactique destinée à empêcher la contagion de maladies infectieuses, l'infection d'un groupe par un de ses composants, par des malades.

Mais, en dehors de cela, l'hygiène des groupes résulte de la nécessité d'adapter le mode de vie nouveau d'un groupe à des conditions nouvelles résultant du groupement.

Par exemple, voici la salle où nous sommes qui formait deux pièces (vous voyez qu'elles ont été ouvertes). Ces deux pièces étaient peut-être primitivement destinées à abriter deux ou trois personnes quand elles faisaient partie d'un appartement particulier. Nous y voilà réunis trente. Il n'est pas douteux que le cube d'air, qui était bien trop large, c'est vrai, pour deux ou trois personnes, devient, non pas insuffisant, parce que la salle est grande, mais juste ce qu'il faut du fait de notre réunion ici.

Voilà un des exemples qui prouvent que des conditions nouvelles sont créées par un rassemblement.

Ces conditions nouvelles résulteront encore de ce fait, par exemple, que la place nécessaire au mouvement, à la dépense d'énergie qu'il n'est pas possible d'éviter chez un enfant, devient insuffisante lorsque le nombre d'enfants qu'on assemble augmente.

Je pourrais citer à l'infini les raisons qui font qu'il est nécessaire d'édicter des règles d'hygiène, dont le besoin résulte de l'agglomération.

Ces raisons, je viens d'en parler surtout à propos de l'hygiène scolaire, des réunions d'enfants, mais elles sont les mêmes lorsqu'on réunit des jeunes gens au collège, lorsqu'on réunit des jeunes gens adultes à la caserne, sur un bâtiment de la flotte, lorsqu'on réunit des adultes dans des ateliers, lorsqu'on les réunit dans des assemblées où ils doivent se retrouver périodiquement, quelle que soit la nature de ces assemblées, lorsqu'on les réunit surtout dans des lieux où l'on manie des substances pouvant influer sur la santé. J'ai parlé de certaines usines, usines de produits chimiques, par exemple, usines pour la fabrication des allumettes, usines où l'on manie du plomb.

On a fait, du reste, grand bruit autour du plomb, qui est beaucoup moins méchant qu'on ne l'a dit. N'empêche que le plomb est un corps toxique et qu'il y a lieu de s'en méfier.

Des conditions d'hygiène nouvelles résultent aussi de ce fait que les communications deviennent de plus en plus faciles. Certaines maladies, presque inconnues, se sont répandues grâce à la multiplication et à la facilité des moyens de locomotion, mais il est vrai que la contre-partie a été faite en ce sens que les pratiques hygiéniques ont été importées dans des pays où elles n'existaient pas par le fait de ces moyens de locomotion. Il en résulte une espèce de balance, comme dans toutes les choses humaines. Il n'en est pas moins vrai qu'un pays doit se protéger contre une épidémie venant d'un autre. Il en est résulté une hygiène spéciale des plus grands groupements existant dans l'univers, c'est-à-dire des nations.

L'hygiène internationale a pour but d'empêcher le passage d'une épidémie, et surtout de certaines épidémies graves, d'un pays dans un autre, et spécialement d'une race dans une autre race. Vous savez que certains pays sont particulièrement dangereux au point de vue des épidémies de peste et de choléra dont ils sont l'origine. Le choléra est souvent venu du sud de la Russie, de l'Asie; la peste nous est souvent venue d'Asie Mineure et d'Égypte. Eh bien! les barrières opposées par l'hygiène internationale ont, depuis quelques années, arrêté ces épidémies. Un des derniers exemples a été la peste de Mandchourie, qui fut tellement mortelle, tellement effroyable! Un certain nombre de nos compatriotes y ont laissé leur vie; beaucoup de Russes et de Japonais en sont également morts, et elle n'a pas franchi la Russie. Un autre exemple plus récent est l'épidémie de dysenterie et de choléra de Cyrénaïque pendant l'expédition italienne, et enfin le dernier exemple est le choléra balkanique des lignes de Tchataldja. Vous voyez que, grâce à des combinaisons internationales, grâce à des lois acceptées en commun par tous les pays, on arrive à limiter la contagion.

Dans un même pays il y a lieu, quelquefois, de se pourvoir même contre ses concitoyens. C'est ainsi, par exemple, que nous, Français, nous avons souvent à nous méfier de vaisseaux arrivant de nos colonies qui peuvent transporter des maladies sérieuses telles que la fièvre jaune, telles que la malaria, du temps où elle était plus redoutée et qui tend à disparaître maintenant sous l'influence des règles d'hygiène qui ont été adoptées.

Ceci est de l'hygiène collective; je vais finir par une hygiène par laquelle j'aurais peut-être dû commencer, mais que vous comprendrez peut-être mieux, après que je vous aurai parlé de l'hygiène des groupes, c'est l'hygiène individuelle.

Chaque individu, étant donné son âge, étant donné son sexe, étant donné ses occupations, étant donné sa race, est tenu à un certain nombre de règles qu'il observe souvent plus ou moins automatiquement, heureusement, mais auxquelles il est obligé de se soumettre volontairement, et qui lui assurent la conservation de sa santé. Ces règles s'adaptent à toute sa vie, s'adaptent à son vêtement, s'adaptent à la manière de s'alimenter, au domicile où il vit, à la façon dont son habitation est construite, à l'exposition à laquelle elle se trouve.

Cette hygiène comporte aussi des règles pour le dosage de son activité par rapport à son repos. En un mot les règles d'hygiène suivent l'homme partout. Je dois dire, pour être juste, qu'il faut que ces règles d'hygiène ne soient pas une obsession pour nous, mais qu'elles deviennent une chose plus ou moins instinctive, d'où la nécessité de vivre sainement, hygiéniquement dans les familles pour que ces règles d'hygiène soient apprises par les enfants et qu'ils n'aient pas cette éternelle préoccupation de savoir si ceci leur fera du bien ou si ceci leur fera du mal. Quand on est préoccupé de son hygiène à ce point-là, cela s'appelle d'un mot affreux et auquel j'ai voué une haine énorme, la neurasthénie. Ce mot-là a fait plus de mal que toutes les règles d'hygiène possibles réunies, cela s'appelle être vaincu et l'accepter.

On ne doit jamais s'avouer vaincu.

Quand l'hygiène n'a pas suffi à conserver la santé, ou quand ses règles n'ont pas été suivies, il en résulte un état spécial qui s'appelle la maladie.

La maladie peut résulter, soit d'un trouble brusque provenant du malmenage des organes, ce qui arrive dans un accident, lorsqu'il y a une plaie, une fracture; soit de troubles dont le début est beaucoup plus difficile à saisir, qui constituent par exemple des infections ou des intoxications, et qui aboutissent à la formation d'états qu'on appelle plus spécialement du nom de maladie, réservant le nom d'accident aux premiers.

En très gros, on peut dire que le premier groupe comprend les affections plus spécialement chirurgicales, et le second groupe les affections plus spécialement médicales, bien que de plus en plus le bistouri fasse du chemin et que même un grand nombre d'affections réputées exclusivement médicales, dans le temps, soient justiciables d'opérations bienfaisantes et qui peuvent ramener la santé.

La thérapeutique est donc la science de ramener à la santé un organisme malade.

La thérapeutique médicale emploie tout spécialement, d'une part des pratiques d'hygiène spéciales appliquées à la guérison d'une maladie, c'est-à-dire des règles de vie qui, dans les conditions ordinaires des choses, ne seraient pas adaptées à la condition de l'individu, mais qui, du fait de la maladie de cet individu, deviennent des moyens de guérison.

Elle se sert, d'autre part, d'un certain nombre de moyens d'action dont le type est le médicament, moyens d'action agissant soit comme modérateurs, soit comme excitants de tel ou tel organe ou de telle ou telle fonction.

Enfin, la thérapeutique médicale s'est enrichie de toute une série de moyens nouveaux, les uns prophylactiques, comme les vaccins, les autres absolument thérapeutiques, tels que les extraits d'organes dont on se sert pour combattre telle maladie de tel ou tel organe.

Quant à la thérapeutique chirurgicale, elle est essentiellement basée sur des moyens d'action manuels; c'est ce que signifie le mot « chirurgical » qui veut dire « agir avec ses mains »; actions produites soit seulement avec les mains nues, comme dans le massage, les manœuvres pour remettre une fracture ou réduire une luxation, ou actions produites par des instruments dont le type est le bistouri.

Si, maintenant, nous passons à un autre ordre d'idées, si nous envisageons une maladie quelconque, nous pouvons concevoir qu'on soigne un malade de deux façons différentes : ou bien on s'attache à soigner les *symptômes* gênants, ou dangereux même, que présente ce malade, ou bien on s'attaque à la *cause* qui a produit ces symptômes.

L'idéal est évidemment, lorsqu'un individu est malade, d'aller directement à la cause qui l'a rendu malade et de supprimer cette cause, suivant un principe de philosophie qui dit qu'en supprimant la cause on supprime l'effet. Mais quelquefois les effets sont beaucoup plus graves que la cause qui les a produits; quelquefois même la cause n'aurait pas d'importance sans l'effet produit, et a disparu alors que l'effet persiste et il est alors plus important de soigner les symptômes d'une maladie que la maladie elle-même.

Je prends des exemples, ce qui rendra mes explications plus claires.

Lorsque, par exemple, un abcès s'est produit au voisinage d'un vaisseau et a rongé ce vaisseau, il en résulte une hémorragie. Il est sans doute très utile de calmer l'inflammation produite par l'abcès, mais il est bien plus urgent d'arrêter l'hémorragie qui en a été la résultante, attendu qu'une hémorragie grave, une hémorragie d'un gros vaisseau, peut tuer, en quelques minutes, tout au moins en quelques heures, tandis qu'une infection, même relativement grave, est beaucoup moins offensante et laissera à l'organisme un temps plus long pour se défendre.

Vous avez vu d'autres exemples de cela lorsque je vous ai parlé de la thérapeutique des empoisonnements. Je vous ai dit souvent : vous devez traiter les symptômes produits par l'empoisonnement. Et je vous citais, par exemple, la ciguë qui produit surtout une paralysie des muscles respiratoires et je vous disais que si l'on était en présence d'un empoisonnement léger par la ciguë, on devait faire la respiration artificielle assez longtemps, et qu'ainsi très souvent on ramenait le malade à la vie. Il est donc très important, là, de faire la respiration artificielle, c'est-à-dire de lutter contre le symptôme, contre la paralysie des muscles, pendant qu'on agit sur la ciguë en donnant un contrepoison.

Dans d'autres cas, au contraire, les symptômes importent peu et la cause est tout, et un médecin ne devra pas se préoccuper des symptômes, si graves soient-ils, si alarmants soient-ils, pour aller à la cause.

Toutefois, parmi les symptômes, il en est un particulièrement peu goûté des malades et que le médecin cherchera presque toujours, sinon toujours, à soulager : c'est la douleur.

Ce que je viens de vous dire vous explique qu'on puisse procéder de bien des façons pour soigner une maladie, et pour répéter par un seul exemple ce que je viens de vous dire, je vous citerai une autre maladie encore, le rhumatisme articulaire des jeunes gens qui est connu pour s'attaquer tout spécialement au cœur. Souvent il laisse une affection du cœur plus ou moins grave, une insuffisance du cœur. Qu'un médecin soit appelé, après la période de rhumatisme, à soigner la personne qui a été atteinte, il constatera une insuffisance du cœur. Mais, dans ce cas, va-t-il traiter le rhumatisme qui en a été la cause? Nullement, il est passé. Il ne songera plus qu'à donner au cœur affaibli, lésé par la maladie, les moyens de remplir sa mission. Au contraire, appelé à une autre période de la maladie, il s'occupera, sans doute, d'empêcher la propagation au cœur de ce rhumatisme qui est particulièrement offensant pour lui; il se préoccupera surtout de la cause, pour empêcher cette cause de nuire à des organes nouveaux. Et c'est ce qui fait que suivant le moment où un médecin voit un malade, suivant que ce malade a tel ou tel organe plus ou moins sain, tel ou tel autre plus ou moins atteint, qu'il a tel âge ou tel autre âge, pour une même maladie il sera amené à ordonner des traitements absolument différents.

De plus, la médecine est une science, c'est entendu, mais c'est en même temps un art, c'est-à-dire un ensemble de données laissant place à l'interprétation personnelle et à la critique, et il est possible que deux hommes également instruits, examinant le même malade, se fassent une conception différente du but à atteindre, du chemin à prendre pour atteindre le but, et l'atteignent par des moyens différents.

Il est donc très grave, même pour un médecin qui n'a pas suivi un malade, de critiquer une ordonnance qu'il n'a pas faite lui-même, n'ayant pas examiné le malade au même moment, et il est encore très grave, à plus forte raison, de voir un malade critiquer son ordonnance, ce qui arrive quelquefois.

De plus, et cela ressort de ce que je viens de vous dire, on ne doit jamais mélanger deux ordonnances, on ne doit jamais prendre deux consultations pour la même maladie et faire ce que fait une personne que je connais, prendre ce qui est agréable dans les deux et laisser le reste en se disant : je laisse un chapitre ici, j'en prends un autre là, et ainsi de suite. On mélange deux manières de faire, et on se conduit comme une personne qui, voulant aller d'ici à la place de la Concorde, voudrait à la fois passer par les Tuileries et par les Invalides. On s'écartelle, on divise ses forces, et, ordinairement, on paie de complications très graves ce manque de logique.

Enfin, autre règle qu'il n'est pas inutile de répéter : une ordonnance ne peut pas servir pour une autre maladie, même pour une autre atteinte de la même maladie chez le même individu, à moins que le médecin qui l'a faite le dise spécialement, et pour les raisons que je vous disais tout à l'heure vous le comprendrez très facilement, puisque suivant l'époque de la maladie, suivant que c'est la première ou la seconde atteinte, on emploie des moyens tout à fait différents pour arriver au but recherché.

Je vous demande pardon de vous avoir lancées dans ces considérations un peu abstraites, mais vous voyez qu'elles ont un certain intérêt puisque cela vous permettra d'éviter deux ou trois fautes qui sont un peu risibles quand on parle comme nous le faisons en ce moment, quand on est entre gens intelligents et qui réfléchissent. Mais les personnes les plus réfléchies ont quelquefois des moments d'étourderie, et il n'est pas inutile de répéter ces choses-là, sinon pour vous, tout au moins pour les personnes qui n'ont pas la même conception des choses et que vous pourriez avoir l'occasion de convaincre.

Nous voilà arrivés au bout de cette petite série de cours. J'ai parfaitement conscience de l'énorme imperfection de toutes ces leçons qui vous ont été faites, des trous considérables qu'elles laissent même dans le petit programme que nous nous sommes tracé. Je veux simplement que vous en gardiez un ensemble, réduit sans doute mais très important quand même, de notions précises, claires, faciles à retrouver en temps opportun dans la mémoire, mais qui puissent cependant, s'il y a lieu, servir de fondement à une instruction plus complète!

C'est pour cela qu'on a institué — c'est du reste une habitude à laquelle je tiens beaucoup — une révision. Cette révision a pour but de repasser tout ce qui n'a pas paru assez clair, de revenir sur les choses les plus importantes, et de passer, en un mot, une heure entière à ce que nous faisons un peu au commencement de chaque leçon, c'est-à-dire à me faire interroger et à vous interroger sur les points qui peuvent vous paraître les moins précis, les moins bien traités.

Je vous engage donc, autant que possible, d'ici mercredi, à revoir tout ce petit cours comme si vous deviez passer l'examen mercredi soir. Je vous engage à me faire préciser tous les points qui ne vous auront pas paru assez clairs, de façon que tout soit au point.

Je vous demanderai surtout, — c'est la seule chose sur laquelle je prie mes collaborateurs qui font passer l'examen d'être intransigeants, — je vous demanderai surtout d'avoir des données parfaitement précises sur tout ce qui est soins d'urgence, pour la raison que je vous ai indiquée bien souvent et que je répète encore une fois : c'est qu'on est toujours très troublé au moment d'un accident, au moment d'une maladie subite, et il faut avoir les choses très présentes à l'esprit pour les appliquer. Il ne faut pas avoir besoin de se creuser la mémoire à ces moments-là. On peut se creuser la mémoire lorsqu'on est calme, lorsqu'on a tout son sang-froid, mais lorsqu'on est surpris par un accident ou par une maladie on ne peut pas le faire, ou alors c'est un chapitre différent de celui qu'on cherche qui se présente à la mémoire, et on fait une thérapeutique tout à fait à l'envers.

Il est donc nécessaire que vous ayez, pour les cinq ou six cas d'urgence qui peuvent se présenter, des notions tout à fait précises, tout à fait nettes. De cette façon vous aurez certainement, un jour ou l'autre, l'occasion de bénir le temps que vous aurez consacré à vous instruire.

XIII

SALLE D'OPÉRATION

Choix de la chambre :

Vaste.
Eclairée.
Peu meublée.

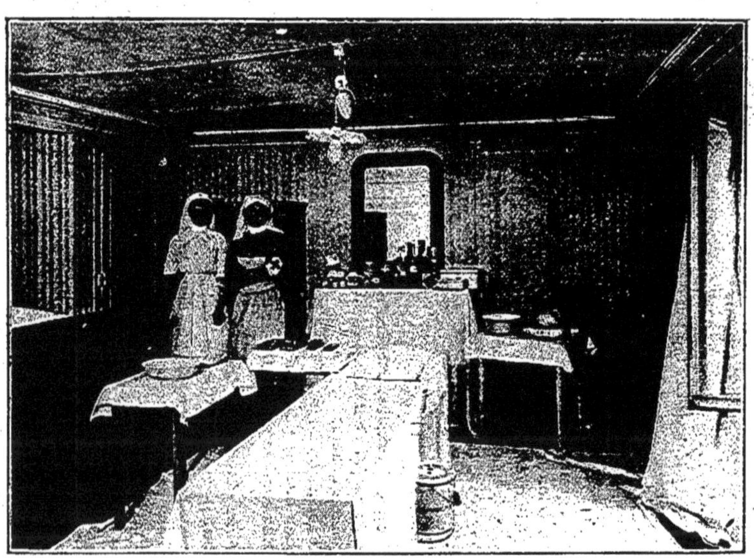

FIG. 52. — PRÉPARATION D'UNE SALLE D'OPÉRATION DE FORTUNE

Avoisinée si possible d'un cabinet de toilette vaste ou d'une autre chambre libre.

Préparation :

Enlever..... { Les bibelots,
Les meubles inutiles,
Les tapis et tentures,

Si on dispose de trente-six ou quarante-huit heures; sinon les couvrir ou envelopper de draps propres.

Meubles nécessaires :

Une grande table.
Deux ou trois petites tables.
Toile cirée.
Chaise haute ou tabouret pour le chloroforme.
Cuvettes, terrines, assiettes creuses.
Un seau de toilette.

Linge :

Draps, serviettes, mouchoirs, ouate (dont on stérilisera une partie par ébullition), enveloppés par catégories dans des serviettes nouées.

Tabliers de maître d'hôtel et blouses.
Eau bouillie (huit à dix litres). La refroidir.
Eau bouillante, cinq litres.

Faire flamber les cuvettes, puis les recouvrir l'une par l'autre; *faire bouillir* les compresses, serviettes (champs opératoires), tampon d'ouate, deux brosses à ongles, et garder de l'eau prête à faire bouillir les instruments s'il y a lieu.

Préparer du savon de Marseille, coupé sur les six faces avec un couteau flambé.

Lit du malade (pendant l'opération) : le faire à plat, avec deux ou trois boules d'eau chaude, serviettes en nombre suffisant à la disposition de la personne qui le gardera.

COURS DE BANDAGE

Notions générales sur les bandages :

1° *Définition.* — Appareils destinés à maintenir un pansement ou à exercer une compression.

Appareils destinés à soutenir ou comprimer certains viscères (hernies).

2° *Division des bandages.* — 1° *a*) Bandages simples, faits d'une seule pièce.

b) Bandages composés, faits de plusieurs pièces.

2° *a*) Bandages enroulés, faits avec bandes.

b) Bandages pleins — pièce de linge (largeur du tronc).

Bandages de corps. — Largeur une fois et demie le tour du corps.

Écharpes. — Destinées à soutenir le membre supérieur.

3° *Bandes.* — 1° Différentes sortes de bandes : tarlatane, toile, tangeps, crêpe Velpeau;

2° Dimension ordinaire des bandes . 5 mètres sur 0 m. 07;

3° Globe, chef initial, chef terminal;

4° Manière de faire un bandage :

a) Façon de tenir la bande.

b) Bandage spiral.

c) Renversé.

RÈGLES GÉNÉRALES

1° Bonne position du malade;

2° Réunir d'avance tout ce qui est nécessaire;

3° Recourir, si besoin, à une aide;

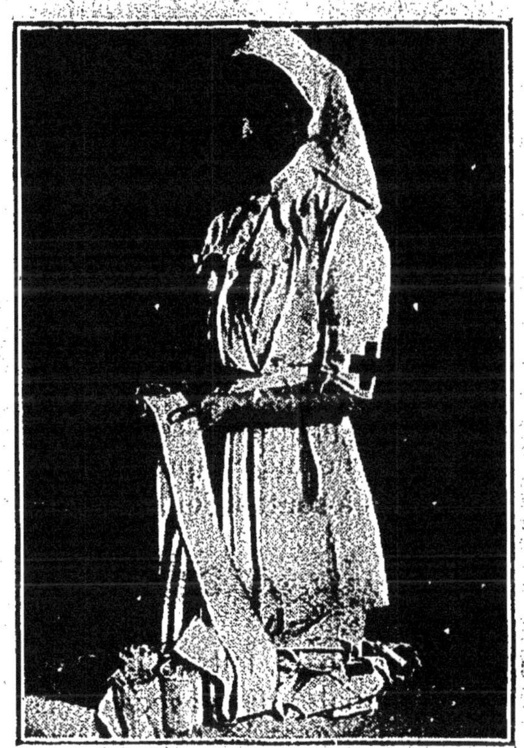

FIG. 53. — MANIÈRE DE ROULER UNE BANDE SEULE

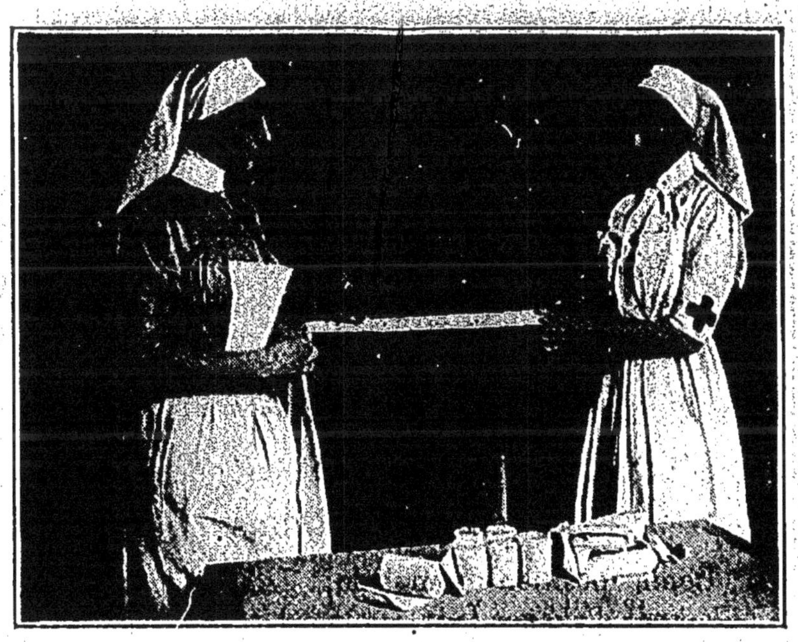

FIG. 54. — MANIÈRE DE ROULER UNE BANDE A DEUX

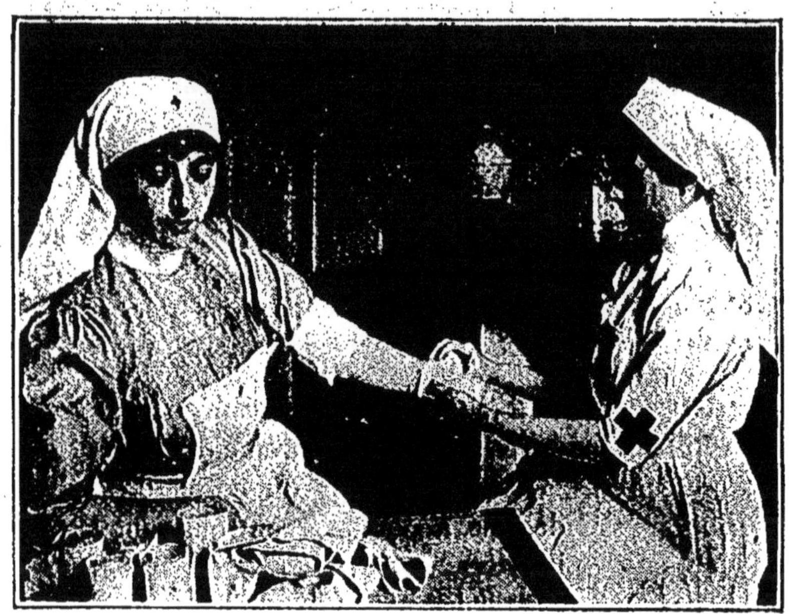

FIG. 55. — MANIÈRE DE FAIRE UN RENVERSÉ. *Position du pouce*

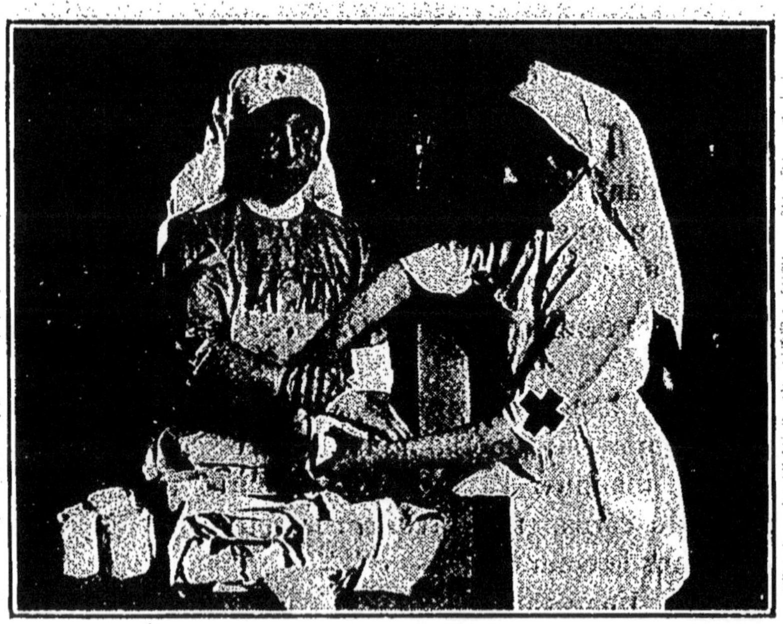

FIG. 56. — LE RENVERSÉ EST FAIT.
MANIÈRE DE SERRER LE TOUR DE BANDE

4° Serrer le bandage convenablement;
5° Appliquer le bandage de bas en haut;
6° Ne pas laisser d'interruption entre les tours de bande;
7° Éviter les mouvements brusques;
8° S'assurer que le malade ne souffre pas du bandage;
9° Visiter les extrémités des doigts ou des pieds.

Pansement du doigt. — *Bandage spiral.* — 1° Application du pansement proprement dit;

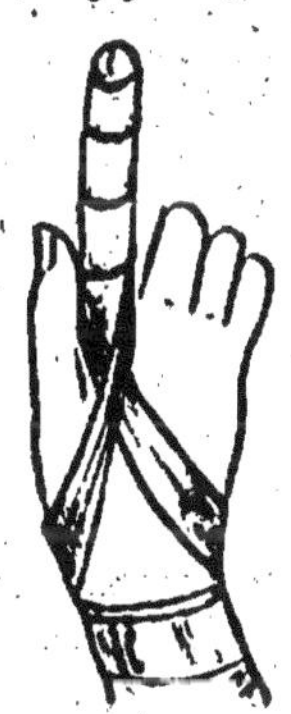
FIG. 57.

2° Application du coton ordinaire, destiné à dépasser en tous sens la tarlatane;

3° Deux tours circulaires au poignet.

Remonter au doigt.

Un ou deux chapeaux.

Un tour circulaire au doigt pour maintenir le chapeau.

Croiser sur le doigt.

Redescendre au poignet.

Croiser deux fois sur le doigt en redescendant au poignet et finir par deux tours circulaires au poignet.

Fixer le bandage au côté externe du poignet.

Compression. — 1° *Qu'est-ce qu'un bandage compressif?*

C'est un bandage ayant pour but et effet, au moyen d'une compression méthodique :

a) De diminuer l'apport du sang artériel dans une partie du corps, et de favoriser le retour du sang veineux dans le cœur :

Application : varices.

b) De suspendre la circulation dans un vaisseau.

Application : l'hémorragie.

c) De favoriser la résorption de produits amassés dans un point.

Application : contusions, bosses sanguines, entorses, etc...

d) De faciliter la réunion de parties décollées ou divisées :

Luxations, fractures, plaies, etc...

2° *Quels sont les dangers d'une compression trop forte?* Arrêt de la circulation, gangrène.

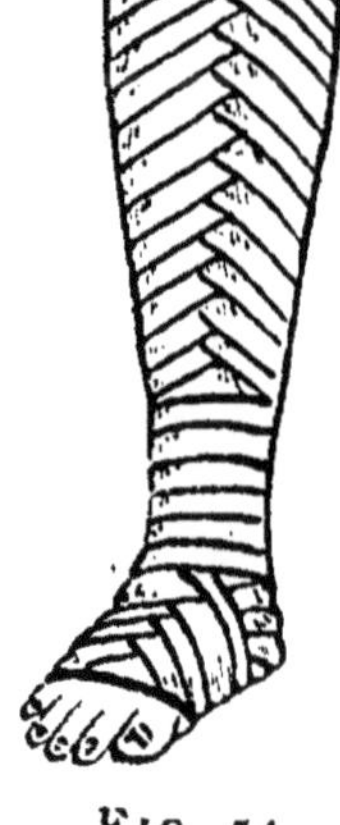

Fig. 54

Signes indicateurs : extrémités tuméfiées, violacées ou bien froides et livides.

3° *Manière de faire une compression.* — *a*) Commencer toujours par l'extrémité du membre en remontant vers la racine pour faciliter le retour du sang veineux au cœur.

b) Matelasser avec de l'ouate, surtout aux points de pression : saillies osseuses, espaces interdigitaux afin d'éviter ainsi les escharres possibles.

c) Imbriquer régulièrement les tours de bandes, chaque tour recouvrant deux tiers du tour précédent, précaution nécessaire pour ne pas gêner la circulation. Si on laissait des intervalles entre les tours de bandes, on produirait des étranglements douloureux et nuisibles.

d) Quand on a à comprimer une partie déprimée ou creuse, et où passent des gros vaisseaux, tel que le creux poplité (jarret) ou la saignée, avoir soin de protéger d'abord ces parties, soit avec des tampons d'ouate, soit même avec une attelle soigneusement matelassée.

Compression de la jambe. — 1° Appliquer de la main gauche le chef initial sur la malléole correspondante;

2° Dérouler le globe au niveau des orteils en croisant sur le pied;

3° Faire deux renversés;

4° Recouvrir la partie inférieure du talon et croiser sur le pied;

5° Recouvrir la partie supérieure du talon et croiser sur le pied;

6° Un tour circulaire à la cheville et croiser sur le pied;

7° Deux tours circulaires à la cheville;

8° Renversés.

Compression de la jambe : *Passage du genou.* — Faire monter les renversés presque sur la rotule :

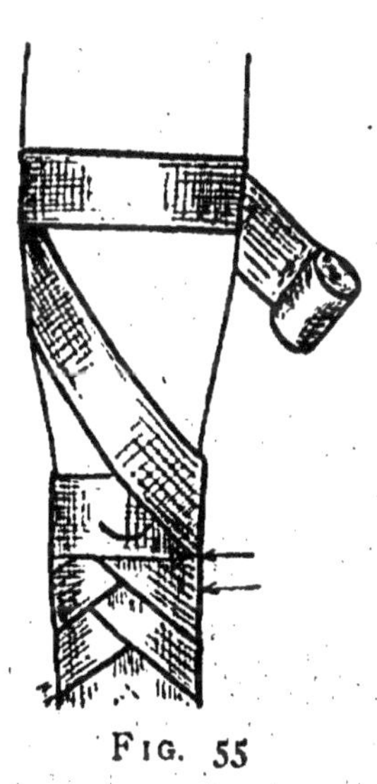

Fig. 55

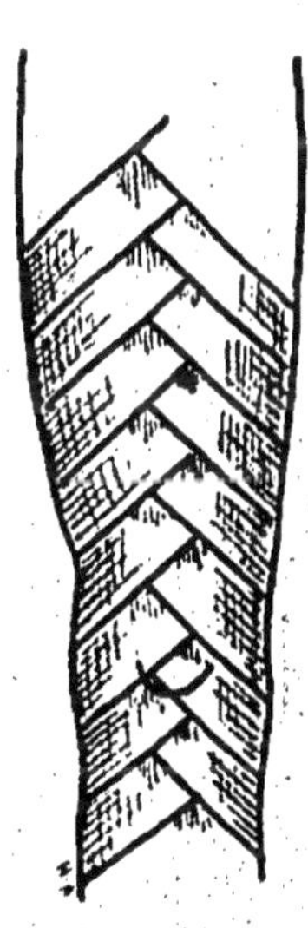

Fig. 56

1° Un tour circulaire en plein sur la rotule;

2° Un croisé qui recouvrira le tour précédent jusqu'à moitié du genou, puis montera en biais sur la cuisse;

3° Un tour circulaire sur la cuisse;

4° Redescendre en biais sur le genou, de façon à

recouvrir la seconde moitié du tour circulaire qui devra se trouver caché.

Faire encore deux ou trois croisés, puis reprendre les renversés jusqu'au haut de la cuisse.

Technique de la compression du bras. — 1° Appliquer le chef initial de la bande sur le côté à gauche du poignet;

2° Croiser sur la main et remonter jusqu'à l'extrémité du petit doigt ou de l'index;

3° Entourer la main et faire deux renversés sur le dos de la main;

4° Descendre au poignet et revenir sur la main en faisant deux croisés (le pouce doit rester libre);

5° Deux tours circulaires au poignet;

6° Renversés jusqu'au coude;

7° Trois tours circulaires sur le coude (à l'extérieur garder la distance déterminée entre chacun de ces tours, de façon à ce que le bord inférieur du *premier tour* se trouve au-dessus du coude, le bord inférieur du *deuxième tour* juste sur le coude, et le bord inférieur du *troisième* au-dessus du coude, à l'intérieur garder la distance entre le premier et le deuxième tour, et recouvrir exactement le deuxième par le troisième);

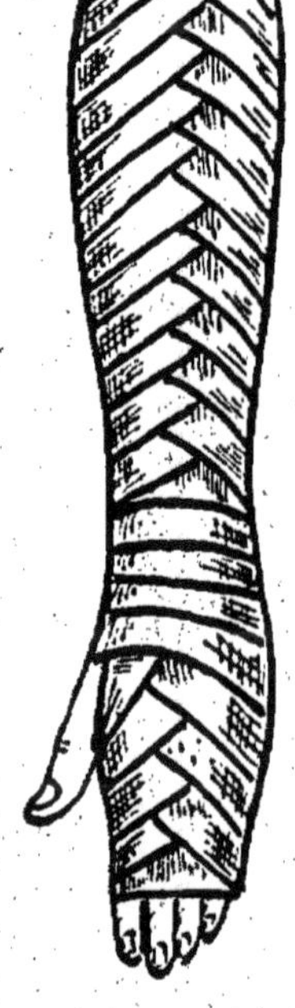

Fig. 57

8° Renversés sur le bras, aussi haut qu'il est possible;

9° Terminer par deux tours circulaires; fixer par une épingle sur le côté externe du membre.

(Ce bandage doit toujours être appliqué sur un enveloppement ouaté, quand il est fait avec une bande de toile; séparer les doigts avec un tampon d'ouate.)

Si le traumatisme existe au poignet ou à la main, on

peut arrêter le bandage au-dessus du coude. S'il atteint l'avant-bras, on doit dépasser le coude.

Spica de l'épaule. — Définition du spica. C'est l'enveloppement d'une articulation, fait de telle manière, qu'après un double circulaire, on entoure celle-ci de trois ou quatre tours successifs, en huit de chiffre, dirigés parallèlement, pour terminer par un circulaire recouvrant le premier.

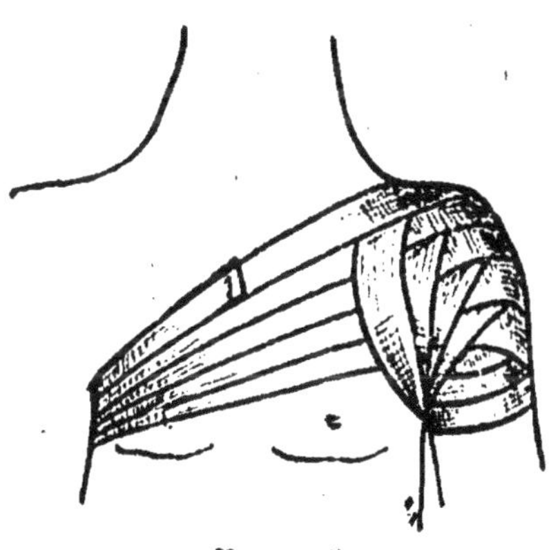

FIG. 58

Spica ascendant et spica descendant. — Si l'on commence au-dessous de l'articulation et que chaque tour aille en s'élevant, on a un spica ascendant.

Technique du spica. — 1° Double tour circulaire au-dessus de la tête de l'humérus;

2° Mener la bande sur le haut de l'épaule, puis obliquement sur la poitrine (ou sur le dos, selon qu'on bande l'une ou l'autre épaule), sous l'aisselle, du côté sain, et revenir obliquement par le dos (ou inversement par la poitrine sur le haut de l'épaule);

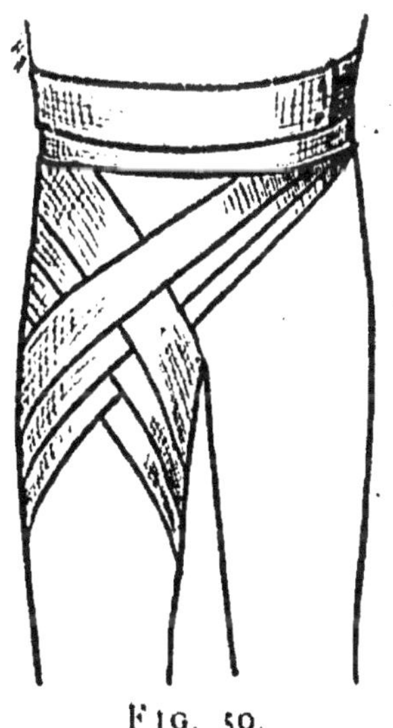

FIG. 59.

3° Croiser en huit. Faire ainsi trois ou quatre tours semblables;

4° Terminer par un circulaire sur le premier.

Technique identique pour le spica de l'aine.

Écharpe de Jean-Louis Petit. — Serviette pliée en triangle.

1° Engager le bras malade dans le triangle de façon

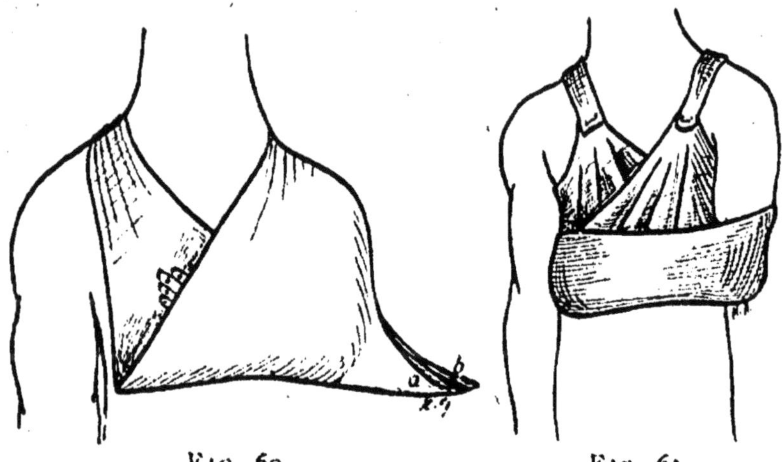

FIG. 60 FIG. 61

que la base repliée soutienne la main et que le sommet soit au coude; le chef antérieur passé sur l'épaule malade, le postérieur sur l'épaule saine;

2° Lier autour du cou;

3° Prendre d'une main la pointe *a*, fixer de l'autre la pointe *b* et déplier *a* jusqu'à ce que cette pointe puisse être liée dans le dos avec *b* (directement ou indirectement). Ajuster.

Écharpe de mayor. — 1° Serviette pliée en triangle, appliquée base du triangle sur le bras mis en position et nouée en arrière;

2° Saisir les sommets, les faire passer sous le bras (entre le bras et la poitrine) et ressortir en haut;

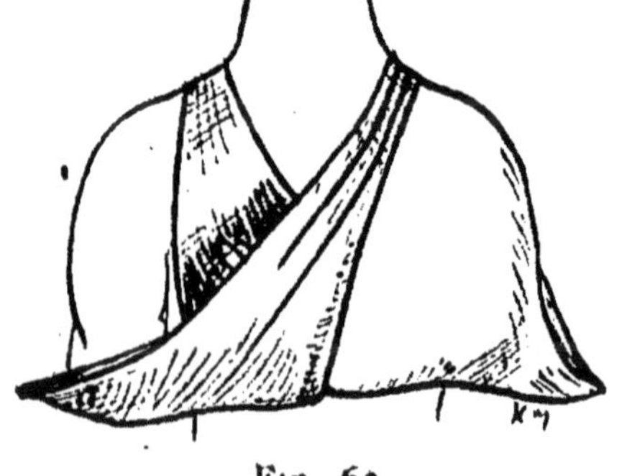

FIG. 62

3° Fixer directement ou par une bretelle avec les pointes liées dans le dos.

Croisé du sein. — 1° Soulever le sein avant d'appliquer le bandage qui devra le maintenir soulevé;

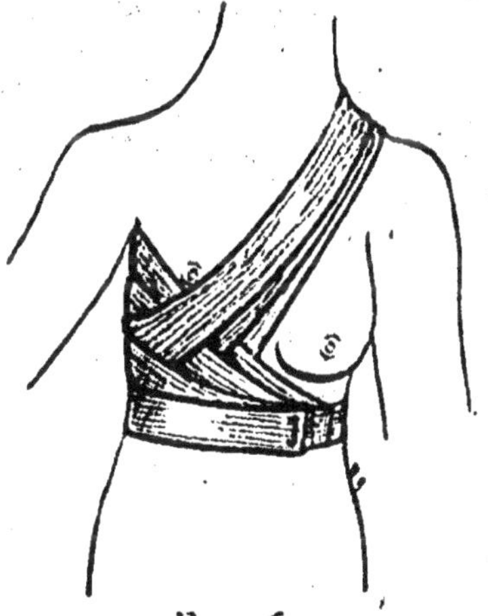

Fig. 63

2° Circulaire sous les seins;

3° Du dessous du sein à bander, gagner l'épaule opposée, passer sur cette épaule et revenir à l'aisselle du côté du sein. Croiser le sein et la partie ascendante du tour de bande.

Conduire le globe à la taille et de là sous le sein pour recommencer le même mouvement 3, 4 ou 5 fois (plus s'il y a lieu), en montant sans cesse pour la partie de la bande qui passe sur l'épaule et en descendant pour la partie qui occupe la ligne de l'aisselle.

Chausson. — Le chausson sert à maintenir les pansements du pied.

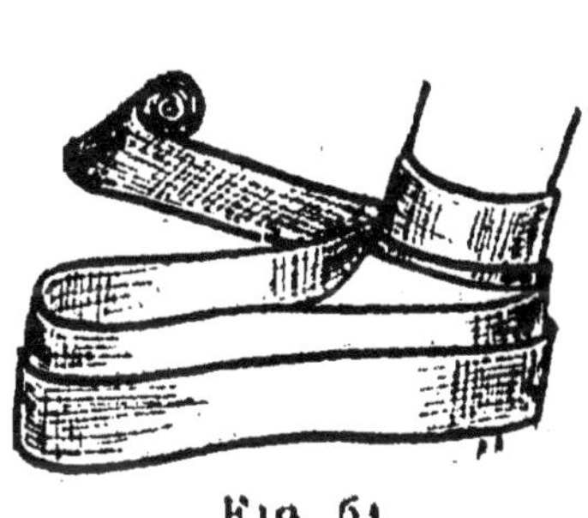

Fig. 64

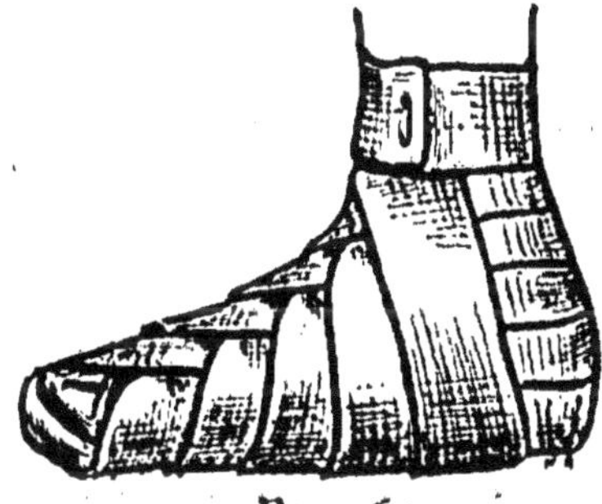

Fig. 65

Technique du chausson. — 1° Deux tours circulaires à la cheville.

2° Deux tours circulaires entourant le pied en passant par les orteils et par le talon.

Le premier de ces tours doit être incliné fortement vers la semelle plantaire et le dessous du talon. Le deuxième doit être ramené vers la face dorsale et le haut du talon;

3° Recouvrir le pied par un nombre suffisant de croisés faits comme dans l'entorse;

4° Terminer par deux tours circulaires au-dessus de la malléole.

Spiral du pied. — 1° Trois circulaires sur

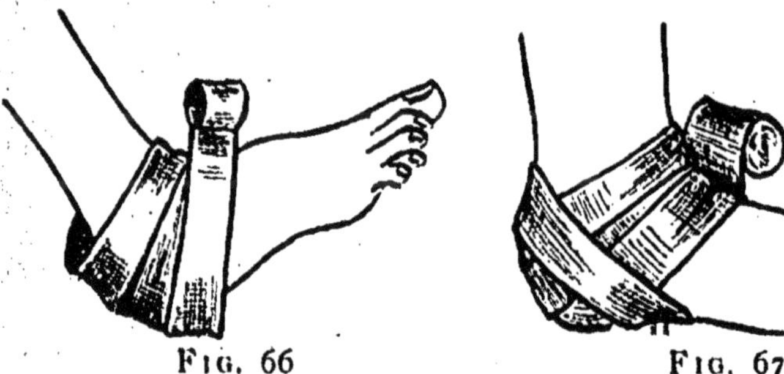

FIG. 66 FIG. 67

légèrement au-dessus et légèrement au-dessous de la ligne talon cou-de-pied;

2° Conduire le globe au-dessus du talon sur le godet du tour supérieur et de là sous le pied sur le godet du tour inférieur de façon à faire croiser la plante du pied au milieu (cerclage du talon);

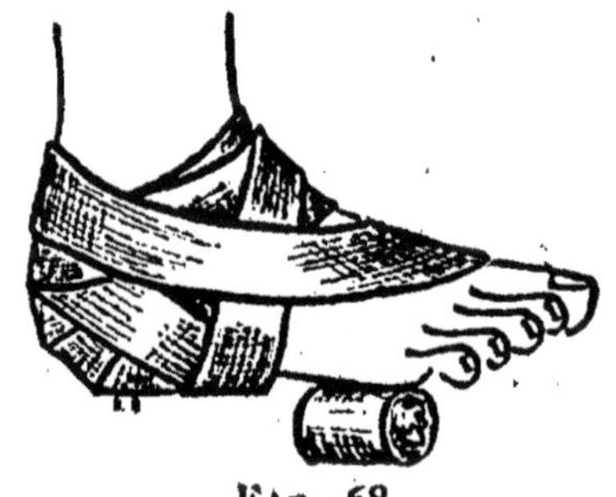

FIG. 68

3° Ramener la bande au cou-de-pied et de là au talon pour passer sur la malléole à gauche comme on vient de le faire à droite;

4° Ramener le globe au talon et de là aux orteils et recouvrir tout le pied de spires.

Bonnet : *Pansement du crâne.* — 1° Double tour circulaire en entourant le front et l'occiput, et en passant derrière les oreilles (plus le tour descendra sur le front, et plus le bandage sera solide);

2° Recouvrir toute la voûte du crâne par des demi-circulaires en allant de gauche à droite, du front à l'occiput. (Ces tours ou côtes de melon, s'obtiennent en retournant chaque fois la bande sur elle-même. Les plis doivent se recouvrir exactement à la naissance et à la terminaison, et avoir deux centimètres d'intervalle sur le haut du crâne);

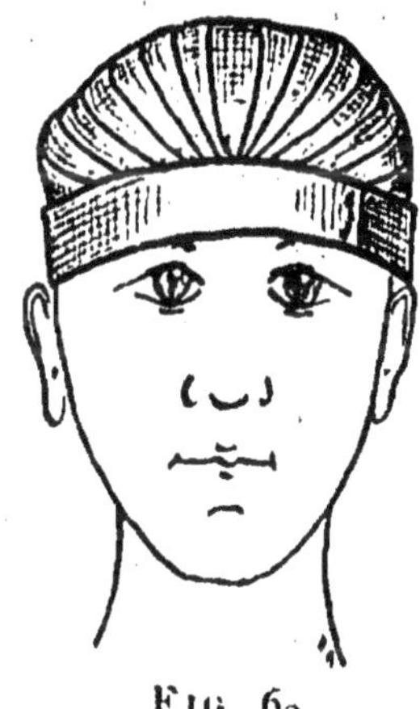

Fig. 69

3° Fixer les tours précédents par une épingle sur le front et à l'occiput.

4° Faire un tour circulaire en croisant sur le front;

5° Terminer par un tour circulaire ordinaire.

Monocle. — 1° Circulaires du front;

2° Dernier circulaire incliné fortement en bas sur l'œil, passer juste sous l'oreille puis sur la nuque.

3° Ramener à la tempe et à un tiers de la largeur de bande plus haut, incliner en bas comme la première fois mais davantage.

Trois ou quatre fois ainsi de plus en plus haut sur la tempe et de plus en plus bas sous l'oreille.

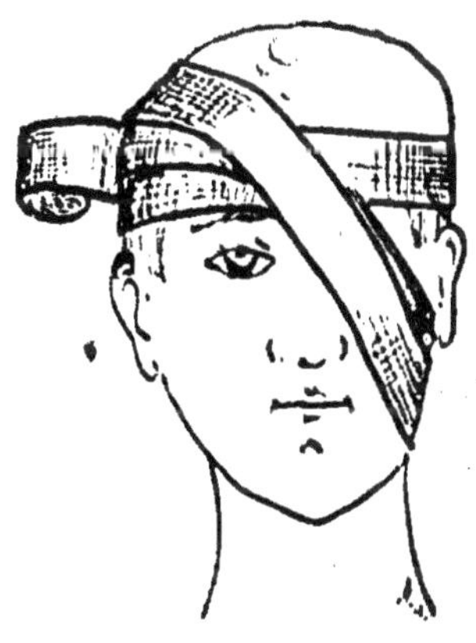

Fig. 70

Fronde du menton. — 1° Appliquer la partie médiane sur le menton, de façon à ce que le bord supérieur soit au-dessus de la lèvre et le bord inférieur au-dessous du menton;

2° Conduire directement les deux extrémités supérieures en arrière sur la nuque où on les entre-croise pour les ramener, derrière les oreilles, sur le front, où on les noue;

3° Mener les deux extrémités inférieures, en passant devant les oreilles, au sommet de la tête où on les noue également.

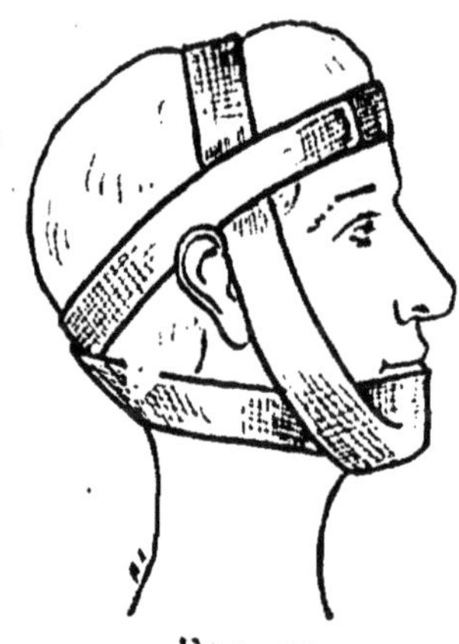

Fig. 71

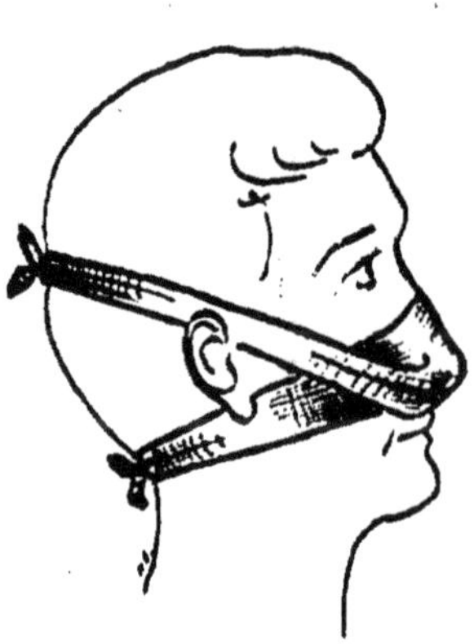

Fig. 72

Fronde du nez. — Une fronde est une bande présentant, au milieu, une partie pleine à peu près de la largeur de la main, et fendue en deux jusqu'au bout de chaque côté de cette partie intacte.

Pour exécuter la fronde du nez, on applique cette partie médiane sur le nez, on prend de chaque côté l'extrémité supérieure et on les mène sous les oreilles vers l'occiput où on les noue. Ensuite on prend les deux extrémités inférieures et on les mène de la même façon par-dessus les oreilles, vers le sommet de la tête et on les noue également.

FIN

TABLE DES MATIÈRES

TABLE DES GRAVURES

PARIS

TYPOGRAPHIE PLON-NOURRIT ET Cie

Rue Garancière, 8

Broché : 1 fr. 75.

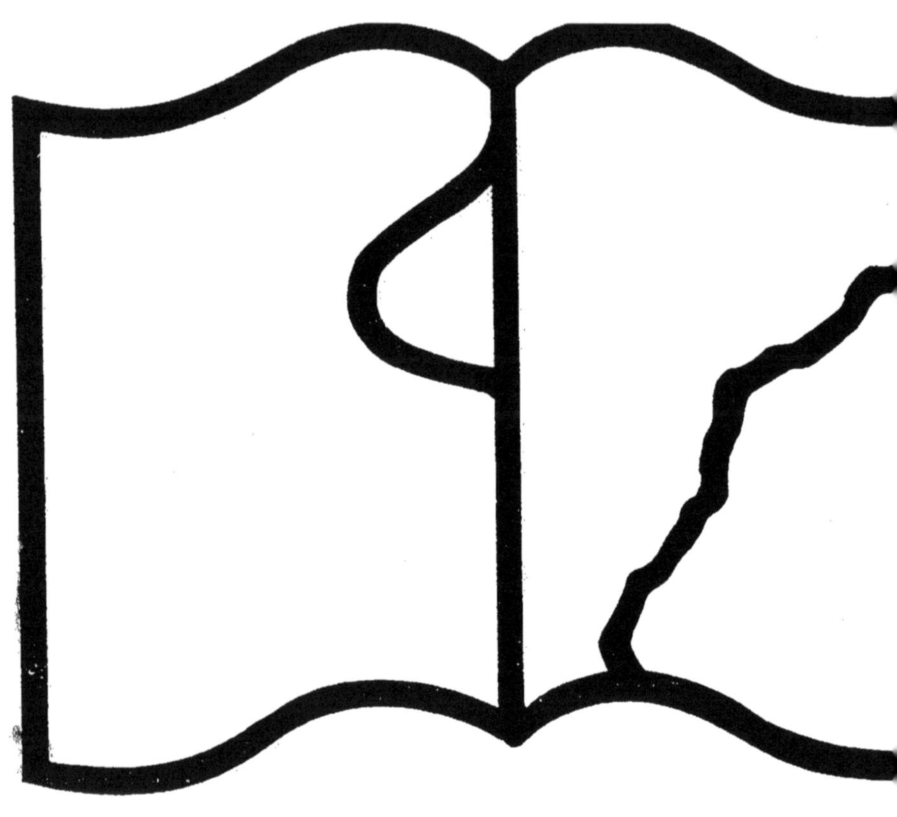

Texte détérioré — reliure défectueuse

NF Z 43-120-11

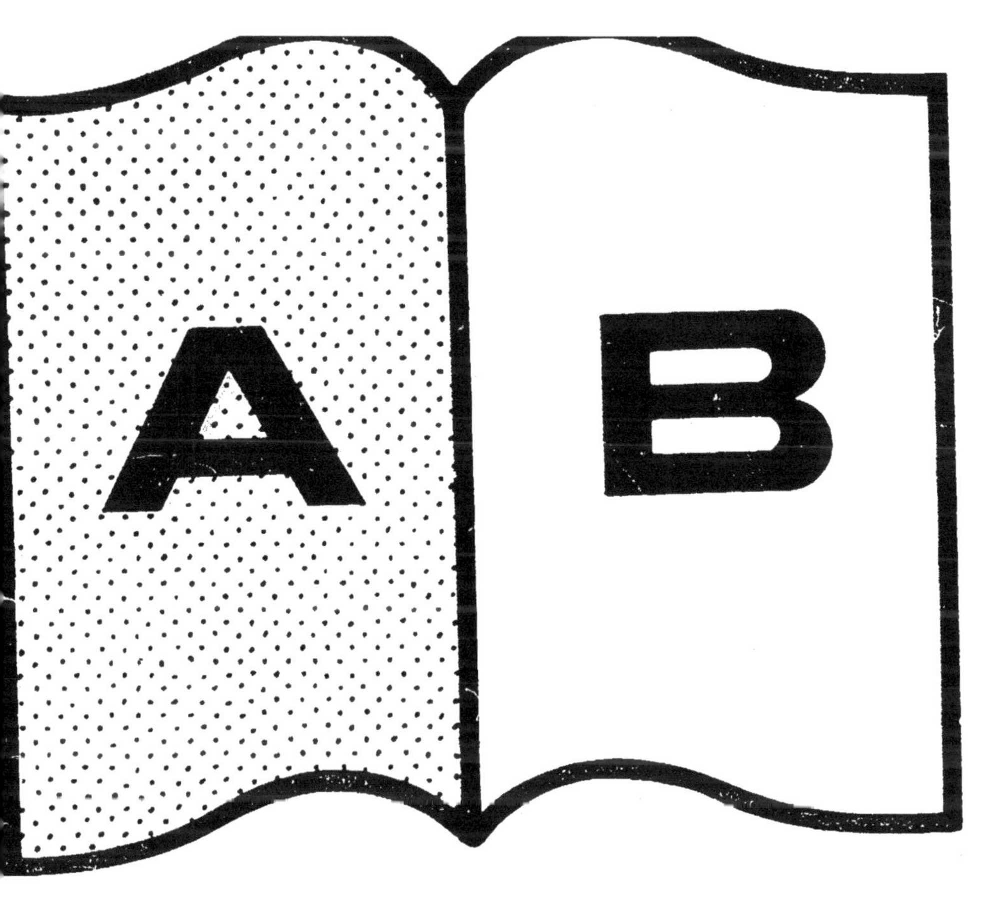
A
B

www.ingramcontent.com/pod-product-compliance
Ingram Content Group UK Ltd.
Pitfield, Milton Keynes, MK11 3LW, UK
UKHW020317230726
13925UKWH00002B/475